老祖宗传下来不生病的智慧

张灿 编著

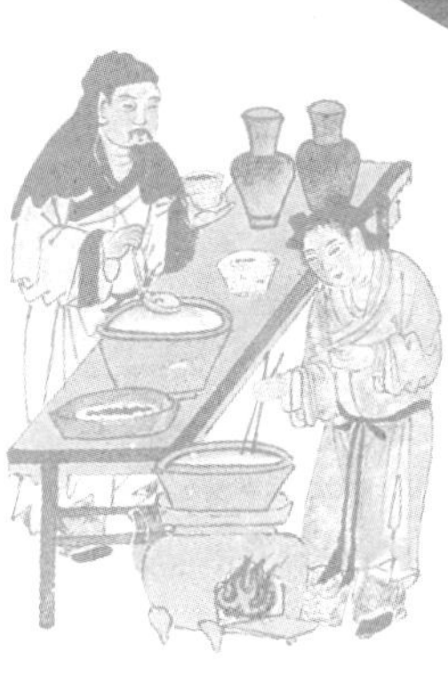

广西科学技术出版社
·南宁·

图书在版编目（CIP）数据

老祖宗传下来不生病的智慧 / 张灿编著 . -- 南宁 : 广西科学技术出版社 , 2025. 8. -- ISBN 978-7-5551-2304-0

Ⅰ . R212

中国国家版本馆 CIP 数据核字第 2024G4F837 号

LAOZUZONG CHUAN XIALAI BU SHENGBING DE ZHIHUI
老祖宗传下来不生病的智慧
张　灿　编著

策　　划：许　许
责任编辑：朱　燕　　责任校对：郑松慧
美术编辑：鼎　道　　责任印制：陆　弟
内文插图：小　类　　封面设计：框圈方圆

出 版 人：岑　刚　　出版发行：广西科学技术出版社
社　　址：广西南宁市东葛路 66 号　　邮政编码：530023
网　　址：http://www.gxkjs.com　　编辑部电话：0771-5786242

经　　销：全国各地新华书店
印　　刷：运河（唐山）印务有限公司
地　　址：唐山市芦台经济开发区农业总公司三社区　　邮政编码：530007
开　　本：787mm × 1092 mm　1/16
字　　数：150 千字　　印　　张：14
版　　次：2025 年 8 月第 1 版　　印　　次：2025 年 8 月第 1 次印刷
书　　号：ISBN 978-7-5551-2304-0
定　　价：58.00 元

前言

多听老人言，健康在眼前

在这个繁华的世界中，每一个人都对健康有着深深的渴望，对长寿充满着无尽的向往。一句古老的箴言如是说：“健康胜过千金。”它提醒我们，健康如同时间，对每个人来说都是平等的，都是无法替代的宝贵财富。对于我们普通人来说，能够拥有健康的身体，平安度过一生，减少病痛的折磨，便是最大的幸福和期盼。

人的一生中，有许多值得我们去追求的东西，比如金钱、名誉、爱情、婚姻等。然而，所有这些追求都建立在一个前提之上——拥有健康的身体。如果一个人疾病缠身，他又如何去追求他向往的东西呢？事实上，追求健康和安宁的生活，比追求任何其他的事物都更为重要、更为实际。

因此，健康是值得我们投资的。相比于投资股票、黄金，投资健康无疑是更有价值、更有回报的。那么，如何投资呢？其实，并不需要我们花费大量的金钱购买补品，或者进行烦琐的医疗检查。在日常生活中，人们已经积累了丰富的养生经验，这些经验通过口口相传，成为民间的智慧，一代一代传承下来。这些民间养生智慧，大部分都符合医学原理，具有一定的科学性。我们可以随时随地运用这些智慧指导自己的饮食起居。这么做，不仅简单易行，而且效果显著。

当然，随着现代医学科技的发展，一些民谚中不科学的成分也逐渐暴露出来。我们需要做的，就是吸取其精华，舍弃其糟粕，让民谚中有益的部分为我们服务。这，是我们投资健康的一种方式，既简单实用又经济可行。

本书根据养生的作用，将民谚进行大致分类，有指导日常饮食的民谚，有关应对季节气候变化的保养的民谚，有关健身运动的民谚，有关起居的民谚，有关疾病康养的民谚，还有关于修身养性的民谚等。这些民谚有些来自民间俗语，有些出自医学谚语，还有些引自《黄帝内经》《本草纲目》等经典古籍，都是经过无数人反复试验后总结出的经验、规律及教训，非常实用。它们短小精悍，易于记忆，从不同的角度对我们在生活中的违背健康的行为给予了警示，并提供如何养生、如何保持健康体魄的建议。

本书将这些民谚汇编起来，每一章节除了阐释民谚的含义，显示其在医学层面的科学性、可操作性，以及给出一些实用的方法，还附加了具体的小贴士，让读者能够更好地应用民谚，为自己的健康和生活服务。

希望本书能重新唤起人们对养生民谚的认识，随时牢记民谚中富含的科学养生原理，并充分利用它们，从而指导自己如何健康生活，防患于未然。

愿每一个朋友都能成为自己的“健康专家”，收获美满安康的人生！让我们携手共进，用智慧和行动守护自己的健康，享受生命的美好！

目录

第一章 食疗智慧 养生之道，莫先于食

第二章 养生智慧 顺应四时，杂病不生

第三章 健身智慧 运动运动，疾病难碰

第四章 生活智慧 起居有常，寿命自长

第五章 康养智慧 有病早治，无病早防

第六章 心灵智慧 心平气和，五体安宁

第一章

食疗智慧

养生之道，莫先于食

人以食为养

饮食是养生最重要的条件。人依饮食以生存，靠饮食以活动。人活着就需要能量，体温的维持需要热能，肌肉收缩要有机械能，神经冲动的传导需要电能……这些能量的主要来源就是食物。食物中的营养物质蕴藏着的化学能，一部分通过新陈代谢转化为热能或机械能，供给身体需要；还有一部分形成机体的组织，或储存起来备用。人不吃东西就不能摄取养分，就无法产生能量，就维持不了生命。《黄帝内经》说："故谷不入，半日则气衰，一日则气少矣。"民间谚语也说："天事地事，吃饭是第一大事。"可见，人以食为养，这是一点也不夸张的。

饮食对于养生的重要性不言而喻，那么，如何才能吃得健康、吃得科学呢？

首先，我们要了解食物的特性，了解其营养成分和作用。食物中的蛋白质、脂肪、碳水化合物、维生素、矿物质等营养物质各有其重要作用。蛋白质是人体生长发育、修复损伤的重要物质；脂肪是能量的主要来源，但需注意选择健康的脂肪来源；碳水化合物是人体主要的能量来源，但过量摄入会导致肥胖等问题。

其次，饮食要均衡、合理搭配。我国营养学会提倡的"中国居民平衡膳食宝塔”就是一个很好的参考。该“宝塔”从底层到顶层分别指明了谷物、蔬菜水果、肉类、奶类、豆类和坚果等食物摄入量的建议。遵循这个指南，可以保证人体科学摄入各种所需的营养物质。

再者，饮食要有节制。适量摄入食物，不过饥过饱，是养生的基本原则。《黄帝内经》有云：“饮食自倍，肠胃乃伤。”过量的饮食会增加肠胃负担，导致消化不良等疾病。而饮食清淡、少油少盐，是预防心血管疾病等慢性病的关键。

此外，还要注意饮食的卫生和安全。食物污染、细菌感染等问题时常困扰着人们，只有保证食物清洁，才能确保身体健康。在购买、储存、烹饪食物的过程中，要严格把关，防止食物中毒等事故的发生。

最后，饮食要因人而异、因时而异。每个人的体质、年龄、性别等都有所不同，因此在饮食上要依人的差异有所调整。比如，对于儿童、老年人、孕妇等特殊人群要针对他们对营养的需求进行膳食安排。此外，随着季节的变化，人体的生理需求也会发生变化，夏季宜清淡，冬季宜温补，也要根据实际情况调整饮食。

总之，饮食养生是一个系统工程，需要我们掌握食物的特性，做到搭配均衡和控制摄入量，并根据个体差异和气候变化进行调整，同时还要保证卫生安全。只有这样，我们才能吃得健康、吃得科学，为身体提供充足的能量，延长寿命，提高生活质量。《礼记》中讲“饮食男女，人之大欲存焉”，饮食得宜，百病不生；饮食失节，疾病必至。因此，我们应从现在开始，注重饮食养生，为自己的健康把关，才能获得质量更高的生活。

小贴士

“中国居民平衡膳食宝塔”

“中国居民平衡膳食宝塔”是宝塔形的膳食结构，底层大，上层小，提倡每人每天吃 30 种左右的食物，以达到平衡营养、确保健康的目的。

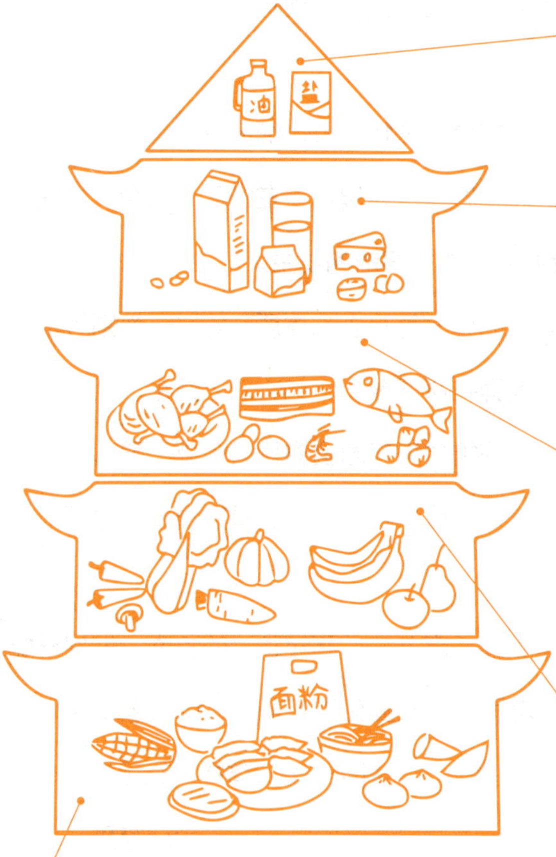

图 1 中国居民平衡膳食宝塔

第五层：烹调油和盐。对于三种白色食物——猪油、盐、糖，建议少吃些。

第四层：奶类和豆制品。这是含钙丰富的食物，而钙是中国人最缺乏的营养素。有条件的人应该每天饮用 300 ~ 500 克的奶，没有条件的可喝豆奶或吃豆制品。

第三层：鸡、鸭、鱼、肉、蛋等动物性食物。这些都是蛋白质食物，要按适量比例供不同人群食用。吃鸡时不吃鸭，吃猪肉时不吃牛、羊肉，建议可以多吃鱼。

第二层：蔬菜、水果类。蔬菜分根、茎、叶、花、瓜、果，各类蔬菜中的营养素含量不一，深绿色、橘黄色的蔬菜和水果营养素含量高，配膳时都要照顾到。

第一层：谷薯类。五谷杂粮是中国人的主食，除了吃白米和精面，还应吃杂粮。因小米、燕麦、高粱中的矿物质营养丰富，人体内不能合成，故只能从外界摄取。

药补不如食补

“药补不如食补”这一观点深入人心，然而药与食物的本质区别究竟何在？古人素有“是药三分毒”的说法，这里的“毒”指药物的偏性，即其独特的气、味、归经。药物犹如应急救灾之手段，当人体出现阴阳失衡的病症时，可通过药物调节以解决问题。然而，药物只能起到临时性的作用，人长期服用药物会在体内累积一定毒素，产生负面影响。因此，药物与食物的本质区别在于，药物针对人体的病症进行短期调节，而食物则为人体提供日常营养，维护身体健康。

食补的实践与药物治疗截然相反，它强调预防疾病为先。《黄帝内经》始终倡导圣贤之医者，不在疾病已发之时才予以治疗，而是通过食补来预防疾病，延缓衰老，延长寿命。该书对经脉的重视程度颇高，详述十二正经及奇经八脉。奇经八脉为储存经气过剩之处，亦为藏蓄元气之地。在诸多中药典籍中，无一药物能入奇经八脉，意味着无一药物可补益元气，唯有食物具备此功效，能滋养人体。

食补既便利又经济实惠，易于被人们接受，一般无副作用，且能发挥药物的作用。例如，一个食欲不振、倦怠乏力的气虚体质者，若病情并不严重，只需食用适量羊肉、牛肉、蛋类、花生、核桃等具有补气效果的食物，便可改善体质；反之，若盲目服用人参、冬虫夏草等助热生火的大补药物，则可能导致体内很多功能失衡。

食物与药物皆源于自然，具有相似性质及共同的功效。中医认为“药食同源”，因此，在中医实践中，单独运用食物或药物，或是结合食物与药物进行营养保健及治疗康复的做法极为常见。“食药共用”的现象，除了源于二者相同的来源，还因为食物与药物的应用均遵循相同的理论指导，即药食同理。自古以来，医药同源，食药同理，“食药同用”的观念已深入人心，成为中医饮食营养学的重要特征。

在众多本草、方剂典籍中，不乏“食药同用”的实例，如乌鸡、羊肉、驴皮、鸟卵、葱、姜、枣等，皆可用于补益阴阳、气血，或调补胃气，以达到防治疾病之效。同时，在诸多古代食谱、菜谱、茶谱中，也可见诸多药物的身影，如枸杞、怀山药、黄芪、丁香、豆蔻、桂皮等，以增强食品的保健强身和防治疾病功效。

作为一代伟人，邓小平同志健康长寿的生活方式备受人们关注。他在 75 岁高龄时仍能健步如飞地登上黄山，在 80 多岁时依然能在大海中畅游一个多小时，这在中外历史上都极为罕见。邓小平同志注重饮食营养，强调食补优于药补，这是他健康长寿的重要原因之一。据其身边工作人员记录，他饮食规律且营养均衡，早餐通常包括鸡蛋、馒头、稀饭和泡菜，午餐和晚餐则通常包含两素一荤一汤。他的生活节奏也相当有规律，每天早晨 7 点起床，按时就餐，不随季节变化。此外，他从不挑食，只要营养均衡即可。在制订食谱时，他会完全遵循保健医生的建议，以确保营养的合理搭配。

健康是人生的基石，而合理的饮食则是维护健康的关键。我们应该重视饮食的营养均衡，遵循科学的饮食原则，以维护我们的身体健康。

小贴士

食养八原则

1. 饮食有节，忌暴饮暴食。
2. 食宜清淡，忌膏粱厚味。
3. 不可偏嗜，多食五谷杂粮。
4. 不勉强进食，不渴强饮则胃胀，不饥强食则脾劳。
5. 怒后勿进食，古人常说“食后不怒，怒后不食”。
6. 饮食不可过冷过热，过冷则易伤胃气，过热则易灼内膜。
7. 食后不要做剧烈运动。
8. 注意食后养生。

若要身体壮，饭菜嚼成浆

在繁忙的现代社会，人们往往忽略饮食的重要性，尤其是在进食的过程中须做到细嚼慢咽。古语有云："若要身体壮，饭菜嚼成浆。"这句话揭示了养生的智慧。细嚼慢咽，不仅是一种良好的饮食方式，更是增进人体健康的有效途径。

细致、缓慢地咀嚼有助于食物在人体内得到充分的消化与吸收。当食物进入口腔后，通过精细的咀嚼使食物与唾液充分混合，能够让食物更有效地被消化酶分解，从而提高营养素的吸收效率。这种方式不仅减轻了人体胃肠道的压力，有助于预防胃肠道疾病的发生，同时还能协助人体控制体重，改善整体健康状况。

中医认为"食宜细缓，不可粗速"，如《千金要方》说"食当熟嚼"，明代王蔡传《修真秘要》说"夫食不用急，急则不细，不细则损脾气。法当熟嚼令细，不用食坚硬难消之物"，华佗《食论》说："食物有三化：一火化，烂煮也；一口化，细嚼也；一腹化，入胃自化也"，这些观点都强调，在进食时要细嚼慢咽，借助"口化"来帮助"腹化"，从而促进人体吸收营养，以益寿延年。通过口腔津液的滋养，让食物之精华得以渗透五脏，从而达到滋养身体的目的。中医排斥进食时囫囵吞枣、狼吞虎咽的行为，便因为这会增加胃肠负担，不利消化，甚至引发肠胃疾病。一旦肠胃出现问题，便会导致营养吸收不足，进而引发诸多病症。

现代医学认为，咀嚼是消化过程中的一个重要环节。进食时细嚼慢咽，能促使唾液大量分泌。唾液中的淀粉酶有助于食物消化，同时溶菌酶和分泌性抗体具有杀菌、解毒的作用。口腔的唾液与食物充分混合，以及通过细嚼这一行为使食物被磨碎，能减轻肠胃的负担，促进肠胃部对食物的消化和吸收。

人在细嚼慢咽的过程中，可让舌尖品味美食的独特风味，进而刺激中枢神经，激发食欲。此举对提升食欲、改善消化不良等症状具有积极作用。因此，倡导细嚼慢咽的饮食方式，实为维护人体健康的生活习惯。

营养均衡的饮食摄入是塑造人体强健体魄的关键。建议每日摄入五谷杂粮、新鲜水果和蔬菜、优质蛋白质（如瘦肉、鱼类和豆类），以及健康脂肪（如坚果和橄榄油）。这些食物不仅能满足人体所需的能量和营养物质，还能增强免疫力，提升健康水平。

细嚼慢咽的饮食方式，不仅有助于我们更好地品味美食，还能促进对食物的消化与吸收，为身体健康奠定坚实的基础。在日常生活中，我们应多食用一些耐嚼的食物，如核桃、花生、腰果、牛肉干、玉米、红薯干、鱿鱼丝等，这样不仅能锻炼我们的咀嚼力，还有助于培养我们细嚼慢咽的习惯。

小贴士

进餐三原则

餐前：饭前喝少许汤羹。汤羹能暖胃，增加饱腹感，而且能软化食物。此外，汤羹还能避免因饥饿等因素导致的狼吞虎咽的进食行为。

餐中：饭菜小量送入口中，慢慢咀嚼。每口饭菜咀嚼 10 ~ 20 次，待烂碎后再慢慢咽下。

餐后：食毕漱口。食后叩齿，津令满口。食后环脐摩腹 36 次。食后散步。食后远视 3 分钟。

食方推荐

宫保鸡丁

食材：花生仁 100 克，鸡胸肉 80 克，胡萝卜半根，精盐、料酒、酱油、葱花、食用油、水淀粉各适量。

做法：胡萝卜去皮洗净，切丁；鸡胸肉洗净，切丁；锅中倒食用油烧热，加入花生仁炒熟，捞出；锅底留油放入鸡肉丁翻炒至淡黄色，加入胡萝卜、葱花翻炒几下，加精盐、料酒、酱油调味；撒入花生仁再翻炒，倒入水淀粉勾芡即可。

功效：锻炼咀嚼能力，有助于养成细嚼慢咽的习惯，同时还能满足每日所需营养，使人体健康、少病。

清晨一杯水，生津润脾胃

在历经一夜之后，许多人在清晨起床时往往会感到口渴。出现这些情况是因为在整个晚上睡眠的过程中，身体缺乏足够的水分补充，同时因尿液积累、出汗，以及呼吸作用等因素而失去大量水分，因此清晨便成为身体水分最为匮乏的时刻。

中医理念强调水为生命之源。尽管人体是由血肉构成的，但如果没有水的滋养，各个组织器官将无法正常运作。在清晨饮用一杯水，犹如雪中送炭，能及时滋养刚刚苏醒的各个组织器官。温热的清水能迅速促使口腔分泌唾液，给口腔带来滋润感；随后，从上至下依次滋润肺部、胃部和肠道，促进人体新陈代谢。此外，这样做还能稀释血液，降低血液黏稠度，中和胃液，从而预防便秘、胃溃疡、冠心病、动脉硬化等疾病。如果能够长期坚持这一良好习惯，将对人体健康产生极大益处。

依据《本草拾遗》的记载，盐具有调和脏腑、消宿物、令人壮健的作用。正因盐具有清热、凉血、解毒的功效，人在清晨空腹饮用淡盐水，有助于降火益肾、保持大便通畅，以及提升肠胃的消化吸收能力。蜂蜜则具有补中、润燥、止痛、解毒的特性，常被用于治疗脾胃虚弱、消化不良、肺燥干咳、肠燥便秘等病症。蜂蜜中所含的葡萄糖、维生素及磷、钙等成分，能够调节神经系统功能紊乱，进而增进食欲、促进睡眠。因此，每晚睡前以温开水服用 10 ～ 20 毫升蜂蜜，可达到健脾和胃、补益气血的效果，同时使人镇静、安神，缓解烦躁等症状。

清晨饮水，水温应保持在 50 ～ 60℃。过高的水温可能导致口腔黏膜烫伤，引发口腔炎症；过低的水温可能损伤肺脏和胃肠，诱发咳嗽、脾胃虚寒、食欲减退、感冒等症状。建议在空腹状态下饮水，如此，方能使水迅速被人体吸收，畅通脏腑、血液。除此之外，饮水量还应适度，过量饮水可能导致胃内水分过多，从而影响吃早餐的食欲和消化力。通常，早晨饮水的适宜量为 300 毫升左右。

蜂蜜水

食材：蜂蜜 15 ～ 20 克。

做法：取适量蜂蜜放入杯中，冲入温开水，调匀后饮用即可。

功效：补充身体水分，润泽口腔、肺及胃肠道，促进宿便排出，对缓解便秘、大便干结等症有辅助作用。

淡盐水

食材：精盐少许。

做法：取少许精盐放入杯中，冲入温开水，调匀后饮用即可。

功效：补充身体所需水分，润泽口腔，冲淡胃液，对消除内火，缓解上火、目赤牙痛、胃灼烧、反酸、食欲不振等症有辅助作用。

饭前先喝汤，胜过良药方

在我们的日常生活中，餐桌上总是离不开汤，即使是快餐店，也会提供相应的清汤给食客，这主要是因为汤能够起到滑润食物、使其顺利进入消化道的功用。从人体的口腔、咽喉、食管到胃，构成了一条连续的通道，是食物必经之路。在进食之前，先喝几口汤，犹如为这段消化道添加了润滑剂，使食物能够顺利咽下，避免干硬食物对消化道黏膜的刺激；而在进食的过程中，适时地补充汤水，也有助于人体对食物的消化。

鉴于在食物稀释和搅拌方面的作用，汤水对胃肠消化和吸收食物具有积极意义。若在饭前及进食过程中不摄入汤水，饭后则可能导致人体胃液过度分泌，使体液大量流失，从而产生口渴之感，此时饮水，反而可能稀释胃液，影响对食物的消化与吸收。因此，营养学家提倡养成饭前及进食时适量摄入汤水的习惯，这有助于降低食管炎、胃炎等疾病的发生风险。此外，经常饮用各类汤品、牛奶和豆浆的人，其消化道健康状况往往较为良好。因此，民间也有谚语说："吃饭先喝汤，到老不受伤。"

著名医学家、健康专家洪昭光教授在健康讲座中常讲道："饭前喝汤，一喝汤神经反射到脑干，脑干有食欲中枢，只要饭前喝汤，就能使食欲中枢兴奋下降，食量就自动减少三分之一，而且还能使吃饭变慢。如果没有汤，你就挑点菜用开水冲一冲变成汤，先把这个喝掉，也立刻能使食欲下降。北方人则不一样，北京、东北这些地区的北方人饭后喝汤，越喝越胖。为什么呢?你吃饱饭再喝，把胃撑得很大，又加上很多汤汤菜菜，所以饭后喝汤越喝越胖，饭前喝汤苗条健康。瘦人想变胖，饭后喝汤；胖人想变瘦，饭前喝汤。”

饭前饮用汤品对人体健康确有助益，然而并非饮用越多越好，须视个人体质而定，并掌握适当的进汤时机。一般来说，中晚餐前饮用半碗汤为宜；早餐前则可适量增加，这是因为睡眠过程中人体水分消耗较多。饭前应选择清淡、美味且开胃的汤品，如水果汤、青菜汤、蘑菇汤、米汤等；而过于油腻的老火锅汤则不宜在饭前饮用，以免影响食欲。进汤的最佳时机为饭前 20 分钟左右，如此能润泽口腔、食管、胃肠，饮用汤品不宜过量，一般以半碗为宜，过量饮用可能导致饱腹感，从而影响对正餐中食物的摄入。对于身体肥胖者而言，可适当增加汤品饮用量，以避免对正餐进食过量。总之，饭前、饭后应注意控制汤品的摄入量，以胃部舒适为度。

小贴士

熬肉汤的技巧

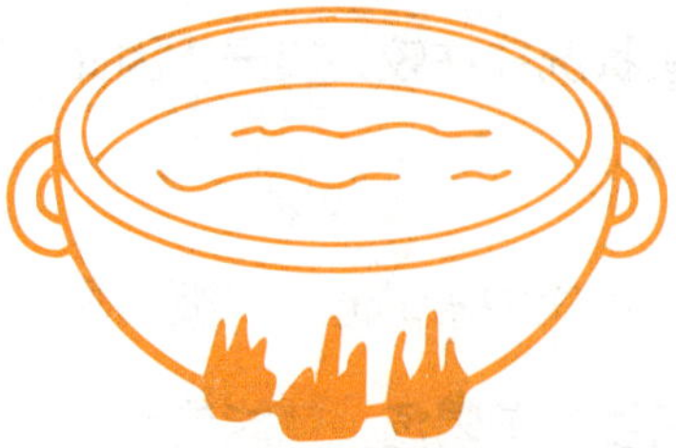
图 2　陈年瓦罐熬汤

1. 陈年瓦罐熬汤效果最优

在熬汤过程中，瓦罐能够均匀且持久地将热能传递给内里的食材，而在相对平衡的环境，温度有利于水分子与食物之间的相互渗透。渗透的时间越长，食物的鲜香成分释放得就越多，最终熬制的汤品滋味便越鲜美，食物口感也越酥烂。

2. 火候掌控至关重要

熬汤的关键在于旺火煮沸、文火慢炖，这样食材内的蛋白质、浸出物等鲜香物质才可尽最大程度地溶解于汤中，使汤品更加美味可口。

3. 用水量与水温须合理调控

用水量、水温对汤品的营养和口感有直接影响。用水量通常为熬汤食材重量的三倍，并确保食材与冷水共同受热。不可使用热水或开水，以免肉类表面突然受到高温、外层蛋白质凝固，影响内层蛋白质充分溶解入汤。同时，中途不宜加入凉水，以致蛋白质溶解不充分，影响汤味和汤色。

4. 熬汤时暂缓加盐

盐具有渗透作用，会使食材水分排出、蛋白质凝固，从而导致汤的鲜味降低。

5. 熬制时间不宜过长

煲汤时间以 60 ~ 90 分钟为宜，这样可以很好地留住其中的营养成分，获得理想的营养峰值。

吃米带点糠，老小都安康

“吃米带点糠，老小都安康”这句老话深刻揭示了粗粮对于维护人体健康的重要作用。医籍《黄帝内经》早就提出“五谷为养，五果为助，五畜为益，五菜为充，气味合而服之，以补精益气”的饮食调养原则，说明五谷杂粮在日常饮食中的主导地位。粗粮，包括未经过精细加工的谷物，如玉米、燕麦、荞麦、高粱，以及豆类，如黄豆、绿豆等，它们都含有丰富的膳食纤维、维生素和蛋白质能为人体提供比精制米面更为全面的营养。

膳食纤维在粗粮中的含量尤为丰富，能够促进肠道蠕动，帮助消化，同时还能增加饱腹感，有助于控制体重。此外，粗粮中的维生素和矿物质对维持人体正常的生理功能也至关重要。例如，B 族维生素对人体神经系统的健康尤为重要，而铁和钙等矿物质则是构成人体骨骼和血液的重要成分。

然而，随着生活水平的提高，人们的饮食越来越精细化，精制的米面成为餐桌上的常客。这些精制食品虽然口感细腻，但营养价值却远不如粗粮。中医名著《本草拾遗》中记载常食精米能“令人身软，缓人筋也”。精米是反复加工后的粳米，虽然干净，但谷物的外壳、胚芽和皮层等部分被去除会导致大量营养成分流失，其中的赖氨酸、苏氨酸遭大量损失，长期食用之容

易引起维生素 B_1 的缺乏，使人患上脚气病、心血管疾病等多种病症。此外，精米中所含的膳食纤维量少，单一摄入容易引起便秘、糖尿病、高脂血症等症。自古就有“吃米带点糠”的说法，米中带糠，虽然看上去并不美观，但却能在不影响口感的状态下，最大限度地保存营养物质，为人体提供营养，为健康保驾护航。李时珍在《本草纲目》中提到，米糠具有“通肠开胃，下气”的功效，而现代研究也证实了膳食纤维对肠道健康的重要作用。

为了维持健康，我们应该在日常饮食中粗细搭配，合理摄入粗粮。粗粮不仅能够提供给人体丰富的营养，还能帮助人体预防一些因饮食过于精细而引起的健康问题，如高血压、血脂异常等。同时，粗粮中的 B 族维生素对脑神经和胃肠道的健康也有着积极的影响。

不过，粗粮的摄入须适量，过量食用可能会导致人体消化不良等问题。因此，在日常饮食中，我们应该选择多样化的食物，合理搭配粗粮和细粮，以达到营养均衡、促进身体健康的功效。通过践行这样的饮食方式，我们不仅能够享受到美食，还能确保身体得到充足的营养，实现“一家老小都安康”的美好愿景。

小贴士

表1 人体所需营养素与粗粮来源

种类	主要功效	缺乏时的症状	粗粮来源
蛋白质	维持人体基本构造的健康、制造红细胞、帮助免疫系统对抗有害细菌	抵抗力降低、贫血、发育不良等	谷类、豆类、干果类
脂肪	维持体温、保护内脏、调节免疫系统	皮肤干燥、衰老、易疲倦等	豆类、干果类
碳水化合物	为机体的生长、运动、繁殖提供主要能源	全身无力、疲乏、头晕、心悸、脑功能障碍等	谷类、薯类
矿物质	矿物质和酶结合，可促进新陈代谢	代谢异常	谷类、豆类
维生素	促进主要营养素的合成和降解，在体内具有催化的作用	贫血、骨质疏松、冠心病	谷类、豆类、干果类
膳食纤维	排毒、预防便秘、降低胆固醇含量	便秘、糖尿病、高血压、高血糖、高脂血	谷类
水	调节体温、运输物质，促进体内化学反应，并起到润滑的作用	引起体内失水	谷类、薯类

白菜吃半年，医生享清闲

在寒冷的冬季，北方的餐桌上总少不了一种蔬菜，那就是白菜。白菜，不仅以鲜美的口感和丰富的营养价值受到人们的喜爱，还因独特的药用价值而被誉为“冬日里的健康守护者”。

白菜原产于中国，在距今 6000 多年的西安半坡遗址中发现了白菜籽，足见白菜的栽培历史之悠久。

白菜含有丰富的铁、钾、维生素 A、维生素 C 及大量膳食纤维等营养素，对人体有清肺热、止痰咳、养胃、生津、消食、通便、利尿等作用，可用于辅助治疗肺热咳喘、感冒、便秘、腹泻、粉刺、丹毒、冻疮等症。

清代《本草纲目拾遗》记载：“甘温无毒，利肠胃，除胸烦，解酒渴，利大小便，和中止嗽。”中医认为，白菜性平味甘，微寒，归肠、胃经，有解热除烦、通利肠胃、养胃生津、除燥解渴、利尿通便的功效。

白菜对人体健康有益，也有护肤和养颜的效果。它含有的硅元素能与铝结合成铝硅酸盐排出体外，可以预防因铝超标而引起的智力衰退和老年期痴呆。此外，白菜中的微量元素和化合物能有效抑制癌细胞的生成，预防乳腺癌。白菜中的硒更是维持人体新陈代谢不可或缺的微量元素，被誉为“生命火种”。

白菜的食用方式多样，无论是用来炒、熘、烧、煎、烩、扒、涮、凉拌，还是将之做馅、配菜等，都是种美味佳肴。俗话说“百菜不如白菜”，白菜不仅营养、味美，还兼具保健功效。

“白菜吃半年，医生享清闲”，这句老话道出了白菜在养生保健中的重要地位。当然，在食用白菜时，应当避免食用隔夜熟白菜、未腌制透的白菜及腐烂的白菜，因为这些白菜含有亚硝酸盐等有毒物质，对人体无益。白菜性偏寒，胃寒、腹痛、大便溏泻和慢性痢疾患者应当避免食用。为了使白菜易于煮熟，切时应顺着白菜的纤维方向下刀；烹饪白菜时，适当加入醋，可使白菜中的蛋白质凝固，避免外溢损失，同时有助于分解白菜中的钙、磷、铁等元素，便于人体吸收。须注意的是，醋的加入应稍晚，以免破坏白菜中的维生素 C。

小贴士

白菜粥

食材：白菜 100 克，粳米 60 克，食用油、精盐、味精各适量。

做法：将白菜洗净切条，下热油锅煸炒，放入精盐、味精炒至其入味后用碗盛起；再将粳米洗净，下锅加水适量，大火煮沸，小火煮成粥；最后倒入炒好的白菜，搅匀煮沸即可。

功效：助脾运化，散脾胃食滞。常食能助消化，保持大便通畅，对预防春季易患的痤疮、皮肤疖肿等有辅助作用。

宁可一日无肉，不可一日无豆

在中国这片古老的土地上，大豆（黄豆）不仅是一种农作物，更是健康与文化的传承。作为“大豆之乡”，我国对大豆的种植与利用已有 3000 多年的历史。大豆，以其丰富的蛋白质和脂肪被誉为“田园里的肉”和“优质蛋白质的仓库”，在食疗领域占据着举足轻重的地位。

清代医书《本草求真》中早对黄豆进行过辨证的研究：“黄大豆专入脾。按：书既言味甘，服多壅气生痰动嗽。又曰：宽中下气，利大肠，消水胀肿毒。其理似属两歧，讵知书言甘壅而滞，是即炒熟而气不泄之意也；书言宽中下气利肠，是即生冷未炒之意也。凡物生则疏泄，熟则壅滞。（生则疏泻，熟则作滞。）大豆其味虽甘，其性虽温，然生则水气未泄，服之多有疏泄之害，故豆须分生熟，而治则有补泻之为别耳。”中国传统医学认为，大豆性平味甘，具有宽中益气、利大肠、清热解毒、利水消肿之功效。大豆含有人体必需的八种氨基酸，此八种氨基酸人体对其消化吸收率高，对中老年人尤为有益。此外，大豆中的卵磷脂还具有预防衰老的作用，铁质含量高、补血效果显著，植物性蛋白还具有防癌、抗癌的功能。

除了黄豆，红豆、黑豆、绿豆等也各含有其独特的养生效果和营养成分。

红豆含有丰富的维生素 B_1、维生素 B_2，有助于大便通畅，同时还是美容药食的佳品。黑豆则以净化血液、解毒的能力强而著称，其含有的多种人体必需的氨基酸和酵素，有助于新陈代谢。绿豆性凉味甘，具有清热、祛暑、利水、解毒的作用，常食可防癌、抗癌，对眼病也极有疗效。

豆类食品虽好，但并非多多益善。过量食用豆类可能导致消化不良、肾功能衰退、动脉硬化及碘缺乏等问题。特别是严重消化性溃疡病人、急性和慢性胃炎患者、肾脏疾病患者和痛风患者，更应少食甚至忌食豆类。

在享受豆类带来的营养与健康益处时，我们应遵循中国饮食养生的智慧——平衡。适量食用豆类食品，才能确保营养的合理吸收和身体的健康。在日常生活中，我们可以通过多样化的烹饪方式，如炒、煮、熬汤等，来制作豆类美食，既满足口腹之欲，又兼顾健康。

豆类食品是大自然赋予我们的珍贵礼物，它们不仅营养丰富，还具有多种食疗功效。然而，正确的食用方式和适量的摄入才是发挥其养生价值的关键。记住这句民谚——“宁可食无肉，不可食无豆”，因此，我们在享受豆类带来的美味的同时，也要注意量的摄入，让豆类食品成为我们健康生活的一部分。

小贴士

1. 食用过量豆类食物容易导致胃肠道胀气，因此建议适量，每日摄入总量以 25 ~ 30 克为佳。

2. 针对黄豆、绿豆、赤豆、黑豆等硬质豆类，可将其煮熟炖烂后与粳米一同进行熬煮，或将其研磨成豆浆食用，如此既能减轻胀气症状，又便于人体吸收。

3. 在烹饪豆类时，以蒸煮为宜，这样能使豆子质地更软糯、易于人体咀嚼，降低食用后肠胃不适的风险。

黄豆骨头汤

食材：黄豆 100 克，猪骨 300 克，盐、料酒、葱段、姜片各适量。

做法：将黄豆浸泡 8 ~ 12 小时，捞出控水。猪骨焯水后冲洗干净。汤锅内加水，下猪骨、黄豆、料酒、葱段、姜片，大火煮开后，小火煲 2 小时，加盐调味即可。

用法：佐餐食用。

功效：滋阴补肾、健脾养颜。

表 2　杂豆类营养成分列举表（每 100 克含量）

豆类	碳水化合物（克）	蛋白质（克）	脂肪（克）
黄豆（干）	34.2	35.0	16.0
黑豆（干）	33.6	36.0	15.9
青豆（干）	35.4	34.5	16.0
红豆（干）	63.4	20.2	0.6
绿豆（干）	62.0	21.6	0.8
豌豆（干）	65.8	20.3	1.1

三天不吃青，两眼冒金星

流传于民间的许多有关饮食的谚语都与蔬菜的保健功能有关，如“食，不可无绿”“三天不吃青，两眼冒金星”“青菜豆腐保平安”“萝卜上市，郎中下乡”“四季吃生姜，百病一扫光”“早吃三片姜，胜过人参汤”“冬吃萝卜夏吃姜，不劳医生开药方”等，可见蔬菜对人体之重要。在寒冷的冬季，由于新鲜蔬菜稀缺，人们很容易出现维生素和无机盐摄取不足的问题。春季，人体如果连续三天不摄入蔬菜，不仅春燥加重，还可能导致便秘，甚至出现“两眼冒金星”的症状，这些都是营养失调的直接表现。因此，为了散去体内积聚的内热，我们必须重视新鲜蔬菜的摄入。

新鲜蔬菜如菠菜、春笋、春韭菜、油菜、芹菜、白菜、莴苣、荠菜、马兰头、枸杞头、香椿头、萝卜、红薯等，不仅能够补充人体所需的各种营养素，还具有清热泻火、凉血明目、消肿利尿和增进食欲等功效。

根据《中国居民膳食指南》，成人每天应摄入 300 ~ 500 克蔬菜，其中深色蔬菜应占一半。蔬菜是维生素和矿物质的最重要来源，尤其是维生素 C 和胡萝卜素。维生素 C 无法在体内储存，因此必须通过每天食用新鲜蔬菜、水果来补充。此外，常食用绿色蔬菜还能防止牙龈出血、感冒等，能阻断亚硝酸盐合成致癌物亚硝胺，预防消化道肿瘤。

绿色蔬菜富含钾、钙、镁等矿物质，其代谢产物呈碱性，有助于中和肉类和蛋类分解产生的酸性物质，对维持人体内环境的酸碱平衡至关重要。

白萝卜、芹菜、韭菜、红薯等蔬菜含有粗纤维，经常食用，能够增强人体肠道蠕动，缓解便秘，促进肠道健康。

中国人讲究膳食结构均衡，无论是肉类还是蔬菜，都应注重摄入适量和搭配。“三天不吃青，两眼冒金星”这句老话提醒我们蔬菜摄入的重要性，警示我们须养成每天吃蔬菜的习惯。

为了最大限度地发挥蔬菜的养生功能，建议采用水煮或水蒸的方式烹饪蔬菜，避免使用大量油脂，这样可以减少脂肪摄入，更有利于人体健康。

世界卫生组织推荐“四低一高”的饮食方式，即低油、低糖、低盐、低蛋白和高纤维，高纤维食物包括五谷杂粮和水果蔬菜，它们是人体所需营养素的重要来源。

在冬季，我们尤其需要注重对蔬菜的摄入，以补充营养、调节体内平衡。

小贴士

1. 纤维素对人体益处颇多。蔬菜中的纤维素尽管无法被人体肠胃所吸收，但能吸收大量水分，增加粪便的柔软度，有利于人体顺畅排泄。摄入纤维素可促进身体新陈代谢，从而达到控制体重的效果。

2. 蔬菜是维生素的优质来源，其中，维生素 C 和维生素 A 尤为重要。深绿色或深黄色的蔬菜富含维生素 A 和维生素 C。此外，部分蔬菜含有丰富的钾、钙、钠、铁等碱性矿物质，有助于维持人体血液酸碱平衡，并为儿童成长提供必要的营养素。

3. 增强饱腹感。蔬菜中的纤维素促使人体增加咀嚼次数，使饱腹感增强，从而减少人体对食物摄入和热量摄入。

4. 调节肠胃，改善体质。蔬菜中的纤维素能有效促进肠道和胃部的蠕动，缩短食物在肠道停留时间，减少无用营养素的吸收，并及早排出对人体无益的废物。在现代社会，人们普遍过多摄入加工食品，因此更应该多吃蔬菜，以减缓食物消化吸收速度，改善肠胃功能，调整血液质量和身体状况。

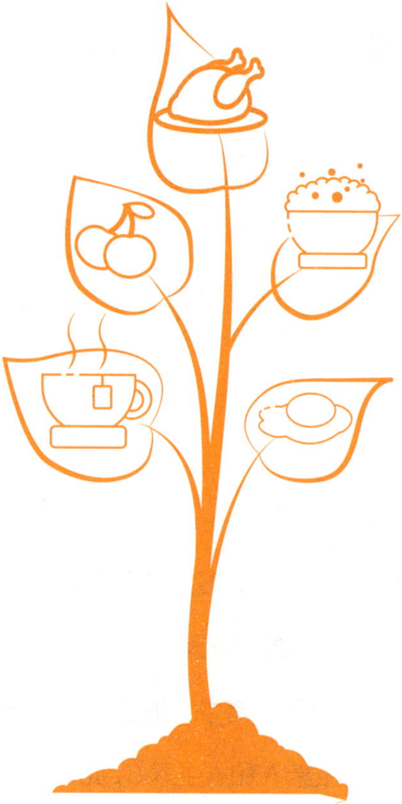

大蒜是个宝，常吃身体好

大蒜，这种在《三国演义》中被诸葛亮用来解救瘟疫的“仙草”，不仅在历史传说中扮演着重要角色，还以其独特的健康益处在现代社会中备受推崇。世界上很多国家都将大蒜列为最佳的健康食品，大蒜所具有的抗菌、抗病毒、防癌、降胆固醇等功效，使其成为厨房里的健康守护者。

中医认为，大蒜味辛、性温，功效为行滞气、暖脾胃、消积症、解毒、杀虫。临证主治饮食积滞、脘腹冷痛、水肿胀满、泄泻、痢疾、疟疾、百日咳、肿毒、白秃癣疮、蛇虫咬伤等症。

现代医学研究表明，大蒜中有蒜氨酸和蒜酶，二者接触后产生的蒜素具有杀菌效力；大蒜中所含的生物碱具有降低血糖成分、增加胰岛素的功能，更重要的是它对人体正常血糖值无影响；大蒜还是一种有机锗含量最高的植物，其硒含量也较多；大蒜中还含有维生素 A、B 族维生素、维生素 C、钙、磷、铁、粗纤维等成分；此外，大蒜具有促进新陈代谢、缓解疲劳、刺激消化器官分泌消化酶、促进上皮增生、加速创伤愈合等功效。大蒜含有的硫化丙烯等蒜辣素赋予了自身强大的抗菌消炎作用。大蒜能抑制和杀灭多种致病菌，包括葡萄球菌、链球菌、大肠杆菌等，被誉为“天然广谱植物抗生素”和“地里长的青霉素”。

研究表明，大蒜能有效抑制胃癌和结肠癌的发生。山东省临沂市兰陵县的居民因常年食用大蒜，胃癌死亡率远低于无此饮食习惯的地区。此外，大蒜还能阻止有害元素被肠壁吸收，降低人们患结肠癌的风险。

大蒜中的烷基二硫化物、蒜氨酸等成分能降低胆固醇，抑制血小板聚集，促使血管舒张，从而预防动脉硬化和血栓。每天吃两三瓣大蒜，是一种简单而有效的降压方法。

大蒜能促进人体血液循环，提高巨噬细胞的吞噬能力，具有增强免疫力和抗衰老的功能。它还能改善因肾气不足而引发的浑身无力的症状，并促进精子生成。

表 3　大蒜中几种重要成分及其功能

成分	功能
蒜氨酸	S- 烯丙基 -L- 半胱氨酸亚砜，大蒜中特有的非蛋白含硫氨基酸
天然大蒜素	别名蒜辣素、蒜素、大蒜辣素，是从大蒜的鳞茎（蒜头）中提取的含硫有机化合物的混合物，俗称大蒜油
大蒜多糖	含有丰富的多糖类化合物
皂苷类化合物	含有皂苷类化合物（甾体皂苷）
黄酮类化合物	大蒜种皮中含有杨梅黄酮、芹菜素、槲皮素、山柰酚等黄酮类化合物

尽管大蒜益处多多，但过量食用可能导致心脏病、高血压、糖尿病等疾病症状加重。大蒜性温，阴虚火旺及慢性胃溃疡患者应慎食。此外，大蒜在

加热过程中抗菌功效会减失，因此最好将其捣碎成泥，放置 10 ～ 15 分钟后再食用，以利于大蒜素的生成。

大蒜应保存在通风、干燥、黑暗的环境中，并保持外皮完整。值得注意的是，发芽的大蒜含有更多抗氧化成分，但若大蒜表面变绿，则说明其内部产生了生物碱，不宜再食用。

大蒜，以其广泛的健康益处，成为我们餐桌上不可或缺的一部分。然而，只有适量食用、正确保存和合理搭配，才能最大限度地发挥大蒜的功效。记住一句老话的提醒："蒜有百利，唯有一害，伤目。"我们在享受大蒜带来的益处的同时，也要注意适量和适宜的食用方式。

小贴士

民间谚语："只要三瓣蒜，痢疾好一半。"

患痢疾、腹痛、大便急胀而量少、带红白黏液或脓血者，可用大蒜 2 瓣去皮，煮米粥吃，有一定效果。

补药一堆，不如豆浆一杯

豆浆，作为我国历史悠久的传统美食，是用大豆研磨、制浆与煮制而成的。自古以来，豆浆便以其养生功效著称。《本草纲目》中载明黄大豆：“宽中下气，利大肠，消水胀肿毒。”《延年秘录》亦赞誉豆浆“长肌肤，益颜色，填骨髓，加气力，补虚能食”。近年来，豆浆的保健作用逐渐为西方人所认可，并誉其为养生强身的“植物奶”。

中医理论认为，豆浆因其性平、味甘的特性，被认为具有滋阴润燥、补虚增力的功效。豆浆内含丰富的植物蛋白及多种维生素，尤其值得一提的是，其钙元素含量远超很多饮品，满足了人体对钙的需求，常食用有助于提高人体免疫力。长期坚持饮用豆浆，对于预防人体糖尿病、高血压、贫血、骨质疏松及失眠等病症具有显著益处。

每天为家中的长辈准备一杯豆浆，不仅有助于预防骨质疏松，还能有效减少便秘的发生。而对于女性而言，豆浆更是其调节体内雌激素与孕激素水平的天然佳品，常饮用能够保持分泌周期的正常变化，进而预防乳腺癌、子宫癌及卵巢癌等妇科疾病的发生，增强身体的免疫力。

豆浆为四季佳品。在春秋时节饮用豆浆，有助于滋阴润燥，平衡阴阳；夏季饮用豆浆，可消热解暑，生津止渴；冬季饮用豆浆，则能祛寒暖胃，滋养进补。现代医学研究证实，豆浆富含抗氧化剂、矿物质和维生素，且含有牛奶所不具备的植物雌激素——黄豆苷元，具备调节女性内分泌系统的功能。每日饮用一杯新鲜豆浆，可帮助女性调节心态，提升身体素质，延缓肌肤衰老。

豆浆，被誉为女性美容养颜的佳品，然而在食用过程中，若忽视了一些细节，则可能对健康产生不良影响。那么，在享受豆浆的美味时，我们应注意哪些方面呢?

首先，不宜空腹饮用。在空腹的状态下，豆浆中的蛋白质大多会转化为热量被消耗，从而无法充分发挥其滋养作用。此时，若搭配食用面包、糕点或馒头等淀粉类食品，则可使豆浆中的蛋白质等营养素在淀粉的作用下，与胃液充分酶解，进而促进人体对营养物质的全面吸收。

其次，豆浆不适宜与鸡蛋搭配。许多人误认为在豆浆中加入鸡蛋会增强其营养，实则不然。因为鸡蛋中的蛋清与豆浆中的胰蛋白酶结合后，会生成不易被人体吸收的物质，从而影响人体对营养的摄取。

须谨慎对待的是，豆浆与药物不可同时食用。部分药物可能会破坏豆浆中的营养成分，如红霉素等抗生素类药物。此外，未经煮熟的豆浆亦不宜食用。生豆浆中存在皂素、胰蛋白酶抑制物等有害物质，若未经煮熟即饮用，可能导致人体恶心、呕吐、腹泻等中毒症状。豆类中含有一定量的低聚糖，过量饮用还可引起腹胀，故健康成人每天以饮用约 300 毫升豆浆为宜，儿童以约 150 毫升为宜。

市面上的豆浆机种类繁多，可选择一款自己心仪的产品，亲自动手制作豆浆，以确保卫生。需要注意的是，不同豆类功效各异，不宜混合研磨，以免相互影响功效。无论什么豆类，最好浸水泡涨发后再将之打磨成豆浆，这样既能使营养释放最大化，又能减缓豆浆机的磨损程度。须注意，浸泡豆的水不可直接再倒入豆浆机中，应将豆泡发后捞出、洗净，再注入新鲜水，然后打磨成豆浆。

在饮用豆浆时，尽量避免添加糖或蜂蜜。若纯豆浆口感不佳，可尝试用豆浆煮粥：将洗净的大米与豆浆一同放入锅中，若豆浆量不足，可加入适量清水，使粥品达到平时所需水量；先用大火煮沸，再转为小火，直至粥熟。以豆浆和大米煮成的粥口感滑腻、香甜。

小贴士

推荐两款豆制粥品

紫米黑豆花生粥

食材：黑豆 60 克，紫米 20 克，花生仁、黑芝麻各 10 克，白糖适量。

做法：将黑豆用清水浸泡 6 ~ 8 小时，将紫米浸泡 2 ~ 4 小时；洗净花生仁和黑芝麻，充分沥干水分；将以上食材一同放入豆浆机中烹煮，待煮好后，加入适量白糖，搅拌均匀，即可饮用。

功效：增强肾气，弥补体虚。对预防肾虚引发的头发早白、精神不振、腰腿酸软等具有一定的效果。

一天三枣，终身不老

红枣，又称大枣、良枣，是我国原产的植物，在我国具有超过三千年的栽培历史。自古以来，红枣与桃、李、梅、杏一同被誉为“五果”，被视为上品。红枣既是我国家常食物，又是一味中药佳品，享有“百药之引”的美誉。我国民间素有“一日三枣，终身不老”及“要使皮肤好，粥里加红枣”的说法，这都是对红枣营养价值和美容功效的充分肯定。

中医认为，大枣性味甘、温，入脾、胃经，有补中益气、养血安神、缓和药性之功效，适用于脾胃虚弱、倦怠乏力、血虚萎黄、神志不安、妇女脏躁、精神恍惚等症状。

李时珍在《本草纲目》中记载大枣味甘，性温，能补中益气、养血生津，用于治疗脾虚弱、食少便溏、气血亏虚等疾病。常食大枣，对治疗身体虚弱、神经衰弱、脾胃不和、消化不良、劳伤咳嗽、贫血消瘦及养肝防癌效果尤为突出。

红枣的功效在许多古代医书中得到印证。《神农本草经》言其“主心腹邪气，安中，养脾，助十二经，平胃气，通九窍，补少气、少津液，身中不足，大惊，四肢重，和百药。久服轻身，长年”。《随息居饮食谱》则说其“鲜者甘凉，利肠胃……干者甘温，补脾养胃，滋营充液，润肺安神。食之耐饥，亦可浸酒……以北产大而坚实肉厚者，补力最胜，名胶枣，亦曰黑大枣。色赤者名红枣，气香味较清醇，开胃养心，醒脾补血”。

红枣，还被誉为“天然维生素 C 丸”，在所有水果中，其维生素 C 含量独占鳌头。每 100 克鲜枣的维生素 C 含量约 243 毫克，这个数值远远超过了常见的水果，如苹果、桃子、橙子、梨等。此外，红枣在抗癌、防癌方面发挥着重要作用。红枣富含一定量的黄酮类物质（类似维生素 P 的活性成分），这种物质在人体内能强化维生素 C 的作用，保持血管弹性，提高血液中的含氧量，并增强心肌收缩力，从而对心血管疾病的防治大有裨益。

红枣的营养成分丰富，包括蛋白质、脂肪、有机酸、多种氨基酸、维生素 A、B 族维生素、胡萝卜素等，具有补中益气、健脾和胃、养血安神、滋补身体的功效。这也就不难理解，为何古代医学家孙思邈会将红枣视为“久服轻身，长年不饥，似神仙”的佳品。

在养生领域，红枣应用广泛。脾胃虚弱、腹泻、倦怠无力之人，每日适量食用红枣（七颗）或与党参、白术搭配，可达到补中益气、健脾胃的效果，进而增进食欲、缓解腹泻。此外，红枣与生姜、半夏同用，有助于治疗饮食不当引发的胃炎，如胃胀、呕吐等。作为补养佳品，红枣在食疗药膳中常被选用，以滋润气血、补养身体。日常食用红枣、黄芪、枸杞，有助于提升体内元气，增强免疫力。针对女性躁郁症、哭泣不安、心神不宁等症状，可服用甘草小麦大枣汤，此方具有养血安神、舒肝解郁的功效。红枣中所含的维生素 C 是一种活性强烈的还原性抗氧化物质，参与体内的生理氧气还原过程，防止黑色素在体内慢性沉着，从而有效减少老年斑的产生。此外，红枣中所含的糖类、脂肪、蛋白质等成分对肝脏也具有保护作用。

红枣的益处虽多，但并不意味着可以无度地食用。吃红枣最好连皮一起吃，因为枣皮有补血、通便的作用。若不吃红枣的皮，只吃枣肉，不仅起不到补血的作用，还容易引起便秘。红枣摄入过量，易引发人体湿热，还可能导致一系列不良反应，如牙痛、上火、生痰等。因此，我们不能仅因红枣被誉为“长寿果”，就每日盲目地大量食用，甚至将其作为主食。

在日常生活中，许多人若出现湿疹、上火等症状，往往会归咎于食用了辛辣食物。事实上，辣椒未必会导致上火，反而过量食用红枣更容易引发此类症状。因此，少量食用红枣有助于健脾，但过量则可能损伤脾胃。

建议大家不要将红枣视为主食，体质一般的人每天只需食用几粒红枣即可。

小贴士

人参红枣茶

食材：人参 8 克，红枣 6 颗，红茶 10 克，冰糖适量。

做法：将人参洗净备用。红枣去核，洗净备用。将人参、红枣、红茶一起放入锅中，煮成茶饮。加入适量冰糖调味后饮用。

功效：补充元气、增强体质。可用于辅助治疗虚劳、肺虚劳嗽、贫血、低血压等症。

一鸽胜九鸡，无鸽不成席

鸽子，又称飞奴、鹁鸽、白凤，属鸠科动物。自古以来，众多养生专家皆认为鸽肉具有养生保健之功效，堪称优质食材。乌鸡白凤丸这一著名中成药便是以乌骨鸡与白凤为原料制成的。

中医认为，鸽肉性味咸、平，入肝、肾经，有滋肾补气、祛风解毒、补虚通经之功效，适用于肝肾阴虚所致的消渴多饮、气虚羸瘦、气短乏力、肠风下血及妇女血虚经闭等症。《随息居饮食谱》言鸽子“清热，解毒，愈疮，止渴，息风”，《本经逢原》言鸽子“久患虚羸者，食之有益”，《本草再新》言鸽子“治肝风肝火，滋肾益阴”。

自古以来鸽肉即为四季美食，夏初之际的鸽肉尤为鲜美。古人“一鸽胜九鸡”的说法，揭示了鸽子的营养价值之高，它不仅是一道珍贵的佳肴，更是一种高级滋补品。

鸽肉具有高蛋白质、低脂肪和较高消化率的特性，是人类饮食理想之选。相较于其他肉类，鸽肉中所含的钙、铁、铜等矿物质及维生素 A、B 族维生素和维生素 E 等营养成分更为丰富。长期食用鸽肉，有助于增强体质，软化血管，预防高血压、血管硬化，以及因用脑过度而导致的神经衰弱等疾病。

鸽子的肉质中富含多种对人体健康至关重要的氨基酸，这些营养素能被人体轻松地吸收。在鸽肉中，还含有高质量的胆素，它对调节胆固醇水平、预防和治疗动脉硬化具有显著效果。此外，鸽肉中的泛酸含量丰富，对于缓解人体脱发和白发出现有着良好的效果。

鸽肉，因其细腻而鲜嫩的口感而受到推崇，特别是幼鸽，其肉质更是上乘。幼鸽的骨骼中蕴含丰富的软骨素，与鹿茸中的软骨素不相上下，定期食用之可提高人体皮肤细胞的活性，增强皮肤的弹性，并改善血液循环，使面色看起来更加红润、有光泽。

幼鸽的肉质还包含较多的支链氨基酸和精氨酸，这些成分有助于促进身体内蛋白质的合成，加速伤口的愈合。对于神经衰弱、健忘、失眠等病症，幼鸽也显示出特殊的疗效。经常食用幼鸽，能有效预防高血压和血管硬化症。

在民间，鸽子还被誉为“甜血动物”，对于贫血患者来说，食用鸽肉可以帮助恢复健康。因此，鸽肉是老年人、孕妇、儿童及体弱多病者理想的营养食品，能够为他们提供必要的营养支持。

此外，鸽子各部位的药用价值亦不容忽视。鸽肝中富含优质胆素，有助于预防动脉硬化；鸽血内含有特定生理功能的活血因子与凝血因子，对外伤、手术及产后出血等情况具有优异的促凝血效果。

值得关注的是鸽蛋。鸽蛋外形匀称，表面光洁、细腻，性平味甘、咸，具有补肝肾、益精气、丰肌肤的功效。鸽蛋富含蛋白质、磷脂、铁、钙，以及维生素 A、维生素 B_1、维生素 B_2、维生素 D 和人体必需的氨基酸，且脂肪含量较低，因此被誉为“动物人参”，是健体补虚的营养佳品。中医认为，鸽蛋还适用于肾虚或心肾不足所导致的人体腰膝酸软、乏力、心悸、头晕失眠等症状。在麻疹流行期间，每日食用鸽蛋 5 枚，连续 5 天，可有效预防麻疹。

小贴士

鸽子肉粥

食材：100 克鸽肉，100 克大米，适量调味料。

做法：首先将鸽子的毛和内脏去除，清洗干净后切成小块，放入碗中，加入适量的淀粉、酱油、料酒、花椒粉等调料拌匀备用；然后将大米洗净，加入适量的清水煮成粥，待水开后加入拌好的鸽子肉，煮至肉熟粥稠；最后加入食盐、味精等调味料，再煮一会儿即可。每天食用一次。

功效：补气养虚，生津止渴，适用于糖尿病引起的多饮症状，以及气短乏力、妇女血虚经闭等症状。

鸽蛋粥

食材：3 枚鸽蛋，100 克大米，适量调味料。

做法：先将鸽蛋去壳，搅拌均匀备用；然后将大米洗净，放入锅中，加入适量的清水煮成粥；最后待粥快熟时加入鸽蛋和调味料，继续煮至粥熟即可。每天食用一次。

功效：养心安神，适用于因心脏失养引起的心悸、失眠、多梦、易惊等症状。

天上龙肉，地上驴肉

作为人类日常生活中的好帮手，驴温顺听话，犁地耕田，负重行走。许多的俗语都和驴相关，如“驴唇不对马嘴”“天上龙肉，地下驴肉”等。

没人吃过龙肉，也不知道龙肉滋味到底如何，但是驴肉是人们生活中存在的肉类之一，其肉质红嫩，比牛肉更细嫩，是我国许多地方的特色美食，如河北的河间驴肉火烧、保定漕河驴肉火烧，以及山东济南青州府夹河驴肉、天津曹记驴肉、山西上党腊驴肉、河南焦作闹汤驴肉等。驴肉因其丰富的营养和鲜美的味道，被越来越多的食客所喜爱。

虽然将驴肉比作龙肉稍带夸张色彩，但驴肉的保健作用不可小觑。驴肉营养价值高，蛋白质的含量比牛肉、猪肉的都高，而脂肪含量却比牛肉、猪肉的都低，是典型的高蛋白、低脂肪食物。驴肉还含有碳水化合物、钙、磷、铁及人体所需的多种氨基酸，能为体弱、病后调养的人提供良好的营养。

据《本草纲目》记载：“驴肉有‘补血益气，治远年劳损’的功效。”《备急千金要方》言其“主风狂，愁忧不乐，能安心气”。中医认为，驴肉味甘性凉，具有补气养血、滋阴壮阳、安神祛烦的功效，营养丰富，内含蛋白质、脂肪、钙、磷、铁等营养素，且其胆固醇含量比牛肉、猪肉、羊肉等肉类低，常食之，对调理人体气血亏虚、乏力倦怠、心悸失眠、头晕目眩、女性月经不调等症大有裨益，另外，对现代人常见的高脂血症、动脉硬化、冠心病、高血压等疾病也有着良好的预防保健作用。常食驴肉，不仅能补益脏腑，还能改善体质，增强抵抗力，对防病、治病大有好处。

享誉中外的著名滋补药品阿胶就是用驴皮熬制的，有补血、滋阴、养肝、益气、止血、清肺、调经、润燥、定喘、护肤养颜等功效，是女性常用的补血佳品。中医认为，阿胶是“血肉有情”之物，为滋补强壮剂。平日体质虚弱、畏寒、易感冒的人，积年劳损、久病之后的气血亏虚、短气乏力者，产后血亏、面色萎黄、阴血不足、功能性子宫出血和出血性紫癜等症患者，咽干、津少、便秘及有便血症状的人，服用阿胶，可改善体质、增强抵抗力。由于驴肉的肉质鲜嫩可口，易于消化，因此不仅非常适合老年人食用，对气血两亏的人来说也是一种非常好的肉类补品。 只是，须注意的是，平素脾胃虚寒、有慢性肠炎、腹泻者忌食驴肉。孕妇可食用驴肉，但不要过量。

此外，驴奶中的基本物质含量与牛奶的接近，维生素 C 与必需氨基酸的含量比牛乳、人乳的都高，微量元素充足，富含钙、硒（每 100 克驴奶硒元素含量大约是牛奶的 5 倍），属于富硒食品。驴皮是制作阿胶的重要原料。驴鞭、驴血、驴骨、驴毛和驴蹄等均具有较高的药用价值。驴的肝、腰、肚、肠、耳、尾、唇、蹄筋、骨髓等均可药食两用。还有驴肾，其味甘性温，有益肾壮阳、强筋健骨的功效，可治疗阳痿不举、腰膝酸软等症。

驴肉营养虽丰富，但一次不宜吃得过多，否则易引起脾胃虚寒、消化不良等症，每日以食用量 50 克为宜。

小贴士

驴肉水饺

食材：驴肉 500 克，韭菜 300 克，芹菜 200 克，十三香调味料、酱油、精盐、食用油、饺子皮各适量。

做法：将驴肉洗净，泡出血水，剁成肉馅；韭菜择洗干净，切末；将芹菜择洗干净，切末；将上述三种食材一同放入大盆中，加十三香调味料、酱油、精盐、食用油拌匀，做成馅，再包入饺子皮中，捏成饺子；锅中加水煮沸，下饺子，边下边顺时针搅动，煮至饺子胀气、漂浮于水面，捞出即可。

功效：养心安神，补益气血。

驴肉火烧

食材：烧饼 1 ~ 2 个，熟驴肉 100 克，青椒 1 个，辣椒酱适量。

做法：用小刀横着片开烧饼，不要完全切开，最好连着少许；驴肉切小片；青椒切丁；将驴肉和青椒放盆中，加一勺辣椒酱拌匀；将拌好的驴肉加入烧饼中即可。

功效：补气养血，健脾养肾。常食能增强机体免疫力。

常吃素，好养肚

近年来，素食主义逐渐成为一种风靡全球的饮食方式。越来越多的人选择加入素食行列，主要原因在于素食有助于维系人体健康和延长寿命。调配好恰当的素食，含有丰富的营养，对身体有益，同时还具有预防和治疗某些疾病的效果。

实行素食主义对身体有诸多益处。素食者摄入的蔬菜量和水果量较大，其中，纤维素含量丰富，有利于肠胃蠕动和消化，有助于身体排毒。相较于现代人过度追求油腻食品的饮食习惯，素食是一种更为健康的选择。此外，蔬菜和水果中的胆固醇含量较低，有助于降低人体心血管疾病的发病风险。

中国有很多提倡素食的谚语，如“常吃素，好养肚”“多吃素，少药苦”“多吃蔬菜少吃肉，滋养身体能长寿”等。在中医养生的智慧中，食物的多样性和平衡性一直是其核心理念之一。《黄帝内经》中提到的“五谷为养，五果为助，五畜为益，五菜为充”，就强调各类食物在养生中的作用。在现代社会，随着大众对健康饮食的重视程度越来越高，素食逐渐成为人们追求健康生活的一种饮食方式。

长寿老人的饮食往往以谷物为主食，以豆制品、蔬菜、水果为副食，这种食谱与中医养生的智慧不谋而合。素食中含有丰富的糖类、蛋白质、脂肪、矿物质和维生素，这些营养素对延缓衰老、预防老年性疾病具有重要作用。

《黄帝内经》还记载了很多因吃肉所导致的疾病，如《素问・热论篇》记载“病热少愈，食肉则复，多食则遗，此其禁也”。现代医学研究也证实了素食对健康的益处。素食，除了可以净化人体血液、预防便秘、养颜美容、安定情绪，还能减少患上心血管疾病的风险，减少患癌症的可能性，减轻肾脏负担，预防骨质疏松症，以及降低患慢性退化性疾病的风险。

虽然素食有许多益处，但完全素食可能导致人体某些营养素的缺乏，如维生素 B_{12}。因此，合理的饮食调理应该做到“素为基础，荤素并用”。即使是素食者，也应根据自己的饮食习惯，适当地选择奶素食或奶蛋素食，以保证营养均衡。

素食者还应充分利用植物性食物间的蛋白质互补作用，如豆类与谷类、核果与种子的搭配，以获取人体必需的氨基酸。同时，要注意补充钙、铁及维生素等营养素。豆制品、发酵食品、牛奶和菌类食品都是素食者补充营养的良好来源。

中医养生强调的是食物的平衡和多样性，作为一种健康的饮食方式，素食在养生中的作用不容忽视。然而，素食并不等于完全排斥荤食，合理的荤素搭配才能达到真正的营养均衡。通过科学地选择和搭配食物，我们不仅能够享受素食带来的健康益处，还能体悟中医养生的智慧，实现身心的和谐与健康。

小贴士

每年 11 月 25 日是国际素食日（也称“国际素食节”），它于 1986 年起源于印度的节日，原名“世界无肉日”。在这一天，印度的屠宰活动会暂停，各类食堂、医院、监狱等场所均供应全素食品。随着时间的推移，后来世界各地的素食主义者纷纷在 11 月 25 日举办各类宣传活动，鼓励素食爱好者和有意尝试素食方式的民众选择全素饮食。

三招素食关键：吃得健康又均衡

补充必需氨基酸

单一的植物性蛋白质摄取对人体而言是不足的，多样性的饮食才均衡。可早晚搭配豆浆、优酪乳，补充完整且必需的氨基酸。

多吃 10% 蛋白质

与肉类相比，人体对植物性蛋白质吸收率较高，吃素者对蛋白质的摄取量可较荤食者多出 10%。

维生素 B_{12} 与铁质也爱顾

素食者易缺乏维生素 B_{12} 与铁质，可从一些发酵食物中补充维生素 B_{12}，如味噌、天贝、泡菜等。

每餐留一口，活到九十九

在物质丰富的今天，人们的饮食选择日益多样化，但随之而来的健康问题也不容忽视。“每餐留一口，活到九十九”这句老话不仅是对节制饮食的智慧总结，更是一把打开健康之门的金钥匙。

谚语“饮食有节，身必无灾”，其中饮食要有规律，不可暴饮暴食，也不可克制饮食，更不能偏食。暴饮暴食会造成肠胃负担，克制饮食会使身体缺少必要的营养素，而偏食则会因营养不平衡而导致多种身体疾病。张华《博物志》说“所食逾少，心开逾益；所食逾多，心逾塞，年逾损焉”，以及清代文学家袁枚的“不饱真为却病方”，都强调了饮食有度的重要性。

有科学研究显示，严格控制饮食的猴子更健康，糖尿病、癌症、心脏和大脑的疾病少发，这表明适度的热量限制可能对人类同样有益。

吃得过饱，不仅会使人精神恍惚、昏昏沉沉，还会加重肠胃负担，引发消化不良、胃肠疾病，导致急性胰腺炎和肝功能异常。长期过饱，还可能引发肥胖及相关慢性疾病，如肾病、癌症、冠心病、高血压、糖尿病等。

营养学研究发现，每天吃饭七八分饱，可以激发人体免疫功能，避免过剩热量囤积，减轻人体负担，激发体内活性因子，提高新陈代谢能力，增强记忆力，使人恢复年轻活力。

“五谷皆食，粗细都吃，食不厌杂，适可而止。七八分饱，青春不老。”如果吃饭时间相对固定，吃了七分饱，下一餐之前不会提前饿；如果提前饿了，可适当增加饭量。在营养摄取上，须重视食物的合理搭配。饭前喝汤，细嚼慢咽，多吃凉拌菜和粗粮，使用小尺寸餐具，都有助于控制食量。

在享受美食的同时，我们应谨记“宁可锅中存放，不让肚子饱胀”的饮食哲学。适度的热量和合理的饮食搭配，不仅可以提高我们的生活质量，还能为我们的健康与长寿打下坚实的基础。让我们在餐桌上实践“每餐留一口”的智慧，享受健康、活力的每一天。

小贴士

每日健康饮食搭配建议

1. 五谷及根茎类：主食 300 ~ 500 克，根据个人活动量选择食量。

2. 鱼、肉、蛋、豆、奶类：共 5 份，每份按 50 克算，如鱼肉、猪肉各 50 ~ 100 克，也可鸡肉、鱼肉各 50 ~ 100 克，豆腐 1 块或豆浆 1 杯，再加上鸡蛋 1 个或牛奶 1 杯。

3. 炒菜用油：每人用量不超过 3 匙（25 ~ 30 克）。

4. 蔬菜：至少 500 克，可选用深绿色、深黄色、红色的蔬菜。

5. 水果：1 ~ 2 个，可选用苹果、鸭梨、鲜桃、橙子、橘子、杧果等。

要想人长寿，多吃豆腐少吃肉

豆腐，一种相传由汉代刘安发明的美食佳品，自诞生之初便深受我国人民喜爱，是餐桌上的常见必备之品。由豆腐演变出的各类食品，如豆花、豆腐干、豆皮、臭豆腐等，因其独特风味和多样烹饪方式而广受欢迎。如同瓷器、茶叶、丝绸一般，豆腐亦成为世界瞩目的中国特色。历经两千余年，豆腐在中外交流中频频走出国门，传播至邻国及部分西方国家，并获得了广泛的赞誉。

我国有句谚语："菠菜豆腐虽贱，山珍海味不换。"豆腐，是一种优质的蛋白来源，且不含胆固醇。与动物蛋白相比，植物蛋白可以降低人体患心血管疾病的风险。美国的一项研究发现，多吃水果和蔬菜的人死于心血管疾病的风险要比不吃的人低 31%。

美国哈佛大学的研究团队在《美国临床营养学杂志》上发表的研究显示，植物性蛋白质的摄入量与健康寿命相关。中年时摄入较多植物性蛋白质的人，晚年健康的可能性增加 46%；每天增加 10 克植物性蛋白质，健康到老的可能性增加 35%。

除了豆腐，植物蛋白的来源还包括各种坚果，如杏仁、核桃等。大豆中的蛋白质含量高达 35%，人体吸收率达 0.9% 以上，与肉类蛋白、鸡蛋中蛋白质的吸收率基本相当。

虽然植物性蛋白对人体有诸多益处，但动物蛋白也有着不可或缺的营养价值。对于贫血患者和肠胃不适者而言，适量的动物蛋白摄入是必要的。动物蛋白中含有的铁、维生素 B_{12} 等营养成分在植物中要么几乎没有，要么被人体吸收的概率极低。

《中国居民膳食指南》建议，饮食需要多样化、搭配合理，人体应每天摄入 12 种以上的食物，每周 25 种以上；每天的膳食应包括谷薯类、蔬菜水果、畜禽鱼蛋奶和豆类食物；且应坚持谷类为主的平衡膳食模式。

“要想人长寿，多吃豆腐少吃肉”，这句老话在今天依然具有不容忽视的现实意义。在享受肉蛋奶带来的营养的同时，适当增加对植物性蛋白的摄入，可以帮助我们获得更全面的营养，降低患病风险，实现健康与长寿。记住，科学饮食，多途径获取蛋白质，是健康生活的关键。

小贴士

松仁豆腐

食材：嫩豆腐 300 克，松仁 50 克，香菜末、盐、黄酒、葱花、姜末、植物油、熟鸡油、水淀粉各适量。

做法：将嫩豆腐切成小块状；松仁入温油锅，炸至金黄色捞起沥油；炒锅上火，加油烧热；下葱花、姜末炒香，加入豆腐丁、盐、黄酒，炒透后下松仁；用水淀粉勾薄芡，淋入适量鸡油，起锅装盘，撒上香菜末即可。

功效：生津润燥、健脾益肺。

正月二月三月间，荠菜可以当灵丹

阳春三月，正是荠菜生长旺盛的季节。荠菜，这种早在《诗经》中就有记载的植物，不仅以独特的风味和丰富的营养价值受到人们的喜爱，更以极高的药用价值在传统医学中占有一席之地。

荠菜的蛋白质含量在叶菜、瓜果类蔬菜中名列前茅，胡萝卜素含量与胡萝卜不相上下，其维生素 C 含量甚至超过番茄。此外，荠菜还富含钙、铁等矿物质，是个名副其实的营养宝库。

荠菜所含的荠菜酸是有效的止血成分，所含的橙皮苷具有消炎抗菌、抗病毒的作用。荠菜富含胡萝卜素，对治疗眼部疾病有显著效果；其维生素 C 有助于增强免疫功能；粗纤维有助于预防大肠癌。荠菜还含有能降低血脂的成分，对预防人体心脑血管疾病有积极作用。

荠菜不仅是老百姓喜食的家常菜，也是历代王公贵族、文人墨客争相品尝的雅菜。历史上，许多文人雅士都对荠菜有着特别的喜好。“时绕麦田求野荠，强为僧舍煮山羹”，苏东坡赞美荠菜为“天然之珍”，并根据荠菜研究出了著名的“东坡羹”。陆游则嗜荠成癖，他的诗作中不乏对荠菜的赞美。南宋时期，偏安的小朝廷每年阴历“二月二”都要兴师动众到野外挖荠菜，陆游对此写过“长鱼大肉何由荐，冻齑此际价千金”的诗句。

人们不仅在春季可以采摘荠菜鲜食，还可以将之采回晒干，长期备用。荠菜全身是宝，除全草作为菜食和药用外，其果实和花朵也可药用。它的果实名是“荠菜子”，为眼科要药，同时可消黄疸。关于荠菜的药用，中医学著作中广有论述。孙思邈的《备急千金要方》、李时珍的《本草纲目》、崔禹锡的《食经》等，都从不同角度指出荠菜味甘、性平、无毒，具有健脾益胃、利水消肿、止血、明目的功能，可用于治疗痢疾、水肿、淋病、乳糜尿、吐血、便血、血崩、月经过多、目赤肿痛等疾病。但需要注意的是，荠菜虽然有着很高的药用价值，但并不能替代医疗治疗，因此有病还需找医生治疗。

阴历正月、二月、三月，正是北方野生荠菜的生长旺季，路边、田野、庭园处处可见荠菜的身影，踏青游春之际，顺手可采。食用荠菜，一能尝鲜，二可防病，有雅兴的食客不妨亲自动手体验一番。

小贴士

荠菜妙用

荠菜 60 克。加红糖、白糖适量，用水煎服。治疗痢疾。

荠菜 50 克、仙鹤草 50 克。用水煎服。治疗内伤出血、产后流血、崩漏及月经过多。

将鲜荠菜捣烂取汁，过滤后点眼。可治疗暴赤火眼、眼生翳膜。

荠菜、白茅根等量，煎水代茶。可预防小儿麻疹。

第二章

养生智慧

顺应四时，杂病不生

春风吹日暖，春燥早日防

“春雨贵如油”，春天气候多风且干燥，变化无常。中医理论阐述，风为“六淫”之首，风盛则易燥，风燥之邪侵袭人体，易于内化生热。换言之，“风邪”为“六淫邪气”的主要致病因素。春日风邪侵袭人体，导致人体抵抗力减弱，难以维持新陈代谢的平衡与稳定，从而易于侵犯肝、胆、胃肠，积聚内热，以致出现春燥现象。

春燥现象的另一个诱因在于，在漫长的冬季里，人们常常穿着厚重的棉衣，偏爱热气腾腾的饮食，以热粥和热汤来抵抗寒冷的侵袭。一些年纪较大的人还会适量饮用白酒，并食用一些温热的滋补品。这些在冬季或许是必要的，但可能导致人体内积聚过多的郁热。

春燥的症状主要表现为生理功能的失调，从而出现“上火”的迹象。例如，眼睛呈现红赤干涩，鼻腔感到热烘火辣，咽喉干燥疼痛，口渴嘴唇干裂，口角和舌边生疮，皮肤变得粗糙，食欲减退，大便干结，小便呈黄色等。

春燥防治，须注重摄入新鲜蔬菜，如荠菜、莴苣、黄瓜、芹菜、卷心菜、菠菜等，特别是菠菜，其具有较好的抗燥效果。另外，还须适度食用寒凉食品，如橙子、无花果、苹果和绿茶，能有效“清火”。同时，应保持生活规律、劳逸结合、适当休息，以维护新陈代谢平衡与稳定，提高人体免疫力。如此，春燥便可以得到有效预防。俗语有云："排毒简易，两升凉白开。"多喝水，冲洗体内毒素，可以消解"热火"。要保持健康的新陈代谢，成年人每日应摄入约两升水（包括进食时摄入的汤水）。诗人陆游曾赋诗赞美喝水于人体之益处——"金丹九转太多事，服水自可追飞仙"，他认为，要保持健康和长寿，饮水远胜于"炼丹"。

春季皮肤干燥，需关注护肤。俗语称"春天空气凉燥干，保护皮肤巧美颜""皮肤养颜学问多，最好方法面常搓"，通过双手搓热，上下搓揉面部，可促进面部血液循环，消除皱纹，并有效预防面瘫。

应对春燥这一问题，自行购买并随意服用清火药物是不可取的，须在医生的指导下进行有针对性地操作；此外，保持心情愉悦，对调控体内火气至关重要，因为焦虑烦躁的情绪可能会加剧"火势"。

小贴士

蜂蜜水，润春燥

蜂蜜是一种天然的滋补品，具有补中益气、清肺止咳、润肠通便、润燥解毒等功效。它含有多种维生素和抗氧化剂，有助于增强人体免疫力和改善体质。蜂蜜中的葡萄糖和果糖能迅速被人体吸收，起到维持血糖正常的作用。

早晨饮用蜂蜜水，有助于唤醒身体，促进新陈代谢。蜂蜜含有天然糖分，可以迅速补充能量；同时，蜂蜜的抗菌特性有助于维护肠道健康；此外，蜂蜜水的温和甜味也能提振心情，使人心情愉悦。

另外，蜂蜜外用可以滋养皮肤，消除皱纹。

【注意事项】

1. 糖尿病患者应少吃蜂蜜，因为蜂蜜中的单糖可能会导致血糖值快速提升。

2. 正常成人每天摄入量建议在 20 克左右，不超过 50 克。

3.1 岁以内的婴儿不宜食用蜂蜜，以防肉毒杆菌中毒。

4. 冲蜂蜜的水温不宜超过 60℃。蜂蜜中含有很多活性营养物质，水温过高会破坏这些营养素，影响蜂蜜发挥保健功效。

早春好身心，韭菜一束金

春天是万物生长的季节，也是品尝春韭的最佳时节。韭菜，这种被誉为“春菜第一美食”的蔬菜，不仅味道鲜美，更具有丰富的营养价值和药用功效，是用于春季养生的不二选择。

韭菜含有丰富的维生素 A、B 族维生素、维生素 C，以及糖类和蛋白质等，还含有抗生物质，具有调味、杀菌的功效。韭菜的叶和根各有独特功效：叶行散之力较强，适用于散瘀行血；根下行之力胜于叶，可用于止汗。

《本草拾遗》说，韭菜“在菜中，此物最温而益人，宜常食之”；《本草经疏》说，韭菜“生则辛而行血，熟则甘而补中，益肝、散滞、导瘀”。韭菜子为激性剂，有固精、助阳、补肾的作用，适用于阳痿、遗精、多尿等症；韭菜还有兴奋、散瘀、活血，止血、补中、助肝、通络等功效，适用于跌打损伤、嗝噎、反胃、肠炎、吐血、胸痛等症。

韭菜可炒、拌，可做馅或配料等。在北方，初春鲜嫩的头刀韭菜是包饺子的主角，其颜色碧绿、味更馨香。韭菜的含水量高、热量较低，并含有丰富的维生素和矿物质。韭菜还含有挥发性精油及硫元素，具有促进血液循环、提升食欲、降低血脂、兴奋大脑，解“春困”、抗疲劳、抗衰老的作用。韭菜中含有较多的粗纤维，人体适量食用，能有效预防习惯性便秘和肠癌。

俗语有云："韭菜两头鲜，多食伤肠脾。"韭菜属性温热，所含较多的粗纤维，不易被胃肠消化吸收，因此不适宜过量食用。若是一次性摄入过多韭菜，粗纤维对肠道的刺激过大，可能导致肠蠕动过于强烈，进而引发腹泻。尤其不应食用老韭菜，因为韭菜越老，粗纤维含量越多，且质地更为坚韧，肠胃消化起来更为困难。

春韭品质最为优良，晚秋次之，而夏季的品质则相对较差。春韭与秋韭较为鲜嫩，适合作为主食，而夏韭较为老化，不适宜过多食用，故有"两头鲜"的说法。《本草纲目》中指出，韭菜春食则香，夏食则臭，多食则能昏神暗目，酒后尤忌。孟诜的《食疗本草》亦提到："热病后十日，不可食热韭，食之，即发困。"此外，隔夜的熟韭菜也不宜再食用。

春韭，这个春天里的"健康使者"不仅给我们带来了美味，更带来了健康。在享受春韭带来的美味的同时，我们也应该了解其药用价值和食用方法，以合理食用，让春韭成为我们健康的守护者。

小贴士

韭菜治脚癣

方法：先将 500 克新鲜韭菜捣成泥状，放进脚盆，加入沸水（一般以淹没患处为宜）；再用与脚盆大小相近的盖子将脚盆盖紧，待水稍凉后将双脚浸泡在韭菜水中，30 分钟左右即可。本方治疗脚癣，一两次便可见效。

清明螺，赛过鹅

“清明螺，赛过鹅”，这句俗语简洁而深刻地揭示了清明时节螺蛳在美食界的地位。清明螺，即田螺、螺蛳。清明时正值大地复苏，潜伏在泥中的螺蛳纷纷苏醒，爬出泥土。壳中尚无小螺蛳的“怀胎期”田螺，肉质肥美细腻，口感丰富。在过去，贫苦人家或许无法时常品尝到鹅肉，但可以下河塘捕捞一盆螺蛳，加入葱、姜、辣椒一起煮熟，便能烹制出一道美味佳肴。

田螺营养价值丰富，赢得了广泛的赞誉。在田螺中，蛋白质、糖、无机盐、烟酸及多种维生素等营养成分一应俱全。田螺包含人体必需的八种氨基酸、碳水化合物，以及维生素 A、维生素 B_2、维生素 D 和多种矿物质等。值得一提的是，田螺的蛋白质含量在诸多食物中首屈一指，较牛肉更具优势，而其脂肪含量则远低于瘦猪肉和牛肉。此外，田螺的钙含量更是远超牛肉、羊肉和猪肉的。因此，在民间，田螺被誉为一种足以媲美鹅肉的“补物”。要知道，在 2016 年，世界卫生组织曾将鹅肉评选为健康食品排行榜肉食类的冠军。

田螺自古以来便被视为具有疗愈作用的单方和验方。《本草纲目》中记载，田螺肉味甘、性大寒、无毒，并具备主治消渴饮水、肝热目赤、烂弦风眼、酒醉不醒、小便不通、噤口痢、脱肛、反胃呕噎、水气浮肿、痔漏疼痛、腋下狐臭、瘰疬溃破、疔疮恶肿等症之功效。田螺，不仅是一道美味佳肴，还具有作为良药的功用。

螺蛳的烹饪方法丰富多样，可与黄酒、葱姜、糖、醋、酱油等同锅翻炒，亦可将其做成酱爆处理，或煮熟后挑出螺蛳肉进行酱制、拌制、糟制等。

螺蛳美味且烹饪简便，唯独其清洁过程对人们来说具有一定挑战性。通常在养殖螺蛳的水中添加油脂，便可促使螺蛳更快地吐出泥沙。

为何将螺蛳与鹅相提并论，其中或许有两个原因：一是鹅肉确实美味，肉质紧实，香气扑鼻；二是普通家庭并不总能品尝到鹅肉，待天气转暖，他们可以去河边捕捉螺蛳以解馋。当品尝到肥美、弹牙的螺蛳时，人们或许会认为，鹅肉也不过如此吧。

小贴士

韭菜炒螺蛳肉

材料：螺蛳肉 100 克，韭菜 50 克，干辣椒、蒜、生抽、辣椒酱适量。

做法：将韭菜洗净后切段，蒜切末；锅内热油，爆香蒜末和干辣椒；加入螺蛳肉翻炒至熟；放入切段的韭菜，加入适量辣椒酱和生抽，翻炒 2 分钟即可。

功效：具有壮阳补肾、行气理血、开胃助消化、清热利水、解毒消肿等多重功效。但需注意的是，有腹痛、腹胀等消化不良的人群及阴虚内热、有疮疡的人群应谨慎食用。

伏天汗不流，病来急白头

夏季，很多人选择在空调室内避暑，然而，若空调温度过低，可能导致室内外温差过大。在炎炎夏日人体汗流浃背之际，若瞬间进入凉爽的空调环境，汗孔会迅速闭合，从而引发“空调病”，出现的症状包括发热头痛、无汗恶寒、肢体酸痛等。中医将此类因暑贪凉受寒的暑天外感病称为“阴暑病”。俗话说“伏天汗不流，病来急白头”，因此，建议大家尤其是上班族夏季待在空调房内温度设定以 28℃左右为宜。

人体通过出汗散热，来维持体温平衡。汗腺的作用不止于此，它还是人体重要的排毒通道。成年人的皮肤上有数百万个汗毛孔，当体温升高时，这些汗毛孔会打开，有助于体内的毒素和体表的污物通过汗液排出体外。研究表明，在汗液中可以检测到与尿液中浓度相当的重金属成分，如砷、镉、铅、汞等有害物质。因此，出汗是一种有效的自然排毒方式。

中医认为，汗为心之液。适当出汗，不仅能排毒，还能增强人体的抗菌和抗病毒能力。汗液中含有的抗菌肽能有效抵御病毒、细菌和真菌。每天适量运动，微微出汗，可以极大地增强人体免疫力。

夏天多出汗能加快身体的新陈代谢，消耗多余能量，促进脂肪分解，对减肥有显著效果。同时，出汗有助于增强消化系统的功能，促进肠道蠕动，缓解便秘。出汗还能扩张毛细血管，加速血液循环，增强血管壁的弹性，有效缓解血管压力，达到降低血压的效果。出汗后，人会感到全身轻松，神清气爽，心情舒畅，有助于缓解压力，增强记忆力，提高大脑细胞的活力。

尽管出汗有益健康，但也要注意方法和时机。在汗水未干时，不宜立即用冷水洗澡，以免皮肤血管收缩，阻碍散热，引起感冒或其他疾病。正确的方法是，在汗水擦干或自然收干后，再用温水清洗身体。凡事过犹不及，运动出汗是有利还是有害，要因人而异。过度的运动会导致大量出汗，可能损伤津液和阳气，导致脾胃功能失调甚至出现疼痛症状。因此，建议在夏天的清晨或傍晚适当外出运动，达到健康排汗的目的，并注意在运动后及时补充水分，避免人体脱水和中暑。

小贴士

有关长期盗汗且心阴耗损严重的情况，治疗与自我养护同样关键。首先，药物治疗应与适当的体育锻炼相结合，个人要养成规律的生活习惯，并注重工作与休息的平衡。其次，在饮食方面，患者应深入探索对自己病情有益或有害的食物，以便制订个性化的食疗方案。此外，若条件允许，应适当调整居住环境的温度湿度，如阴虚血热者宜选择稍凉的居住环境。最后，为确保皮肤健康，被褥、铺板、睡衣等应经常拆洗、晾晒，并保持个人卫生，减少汗液对皮肤的刺激。

夏至食苦亦食酸，火泄心静自然凉

夏至，作为夏季的第四个节气，每年在 6 月 21 日前后到来，这时太阳到达黄经 90°。夏至的特点是“夏长”，象征着生命的生长和繁荣。在这个时节，万物生长，人心阳旺，因此，我们需要特别注意养护人体阳气，避免阳气受损。

古人将夏至分为“三候”：一候鹿角解，二候蝉始鸣，三候半夏生。这“三候”的出现，揭示了大自然和生命的周期性规律，也为农民的农事活动提供了重要的时间参考。在夏至这个炎热的节气，阴性生物开始活跃，阳性生物则逐渐衰退。《古今韵会》对夏至有这样的描述：“夏，假也，至，极也，万物于此皆假大而至极也。”

夏至前后是一年中阳气最旺盛的时节，白昼最长，夜晚最短。那么，我们应如何调整作息习惯，顺应自然界阴阳盛衰的变化，以达到身心健康的目的呢？

首先，由于夏至前后白天时间较长，建议大家晚睡早起。如果在深夜还需要工作或学习，也要注意避免过亮的光线和电子产品的刺激，以确保充足的睡眠。每天保证至少 7 小时的睡眠时间，有助于增强人体免疫力和抵抗力。

其次，合理安排午休，尤其是烈日当空之时，宜利用午休时间来避免身体过度疲劳，恢复能量和注意力。在夏季，空调和电风扇已经成为人们生活中不可或缺的设备，但在使用它们的过程中，要注意空调温度不宜过低，风扇风力不宜过大，同时避免身体长时间对着风扇或空调吹风，以防感冒。

夏至前后，人出汗较多，也容易烦躁。中医认为，此时应多食酸味以固表，多食苦味以清心。正如《黄帝内经》所说："心苦缓，急食酸以收之。"

酸味能开胃消食、生津止渴，与夏季对应的脏腑和五行有关。在中医五行理论中，夏季对应的器官为心脏，心脏主火，容易受到外界炎热阳气的影响，导致口干舌燥、心烦失眠等问题。而酸味则对应肝脏，能帮助消化和吸收食物，维持身体健康。

夏季，人们易出现心火亢盛、小便短赤、情绪烦躁等症状。中医理论认为，苦味与心经相应，具有清降心火、滋阴降火的效用。夏至之后到来的长夏时节，阳气逐渐旺盛，内热易产生，食用苦味食物有助于调整阴阳失衡的状态。《黄帝内经》中阐述"使志无怒，使华英成秀，使气得泄"，这是夏季人们养生应当遵循的指南。炎热气候，高温度和高湿度均容易导致人身心疲惫、焦虑不安等压力感。为维护身心健康，我们应尽可能保持精神饱满、情绪愉悦的状态，从而有效化解负面情绪对身体造成的损害。

夏至，养生的关键在于保持豁达的心态，因此在处理外部各种刺激时应力求做到冷静不怒；同时，还应培养兴趣爱好，坚持积极乐观的生活态度，促进人体内在气机的顺畅与稳定。三国时期著名的文学家嵇康强调"调息静心"在该时节的重要性，他以"冰雪在心"为喻，将内心设想为清凉宜人的环境，以此缓解紧张情绪与疲劳感。的确，唯有保持平稳、愉悦的心态，方能避免炎热气候带来的不良影响。

小贴士

夏至宜喝酸梅汤

夏令时节饮用酸梅汤，既能汲取养分，又能补充水分，堪称一举两得。酸梅汤在帮助人体消暑解热的同时，还具备诸多药用价值。酸梅中所含的特殊柠檬酸能有效抑制乳酸生成，并消除导致血管老化的有害物质。乳酸过量积累是引发人体疲劳的主要原因。因此，在人们熬夜工作或感到精神不振时，饮用酸梅汤有助于提神醒脑。此外，酸梅中含有的柠檬酸、苹果酸等有机酸可以促进唾液腺和胃液腺的分泌，具有生津止渴、防晕车和醒酒的功效。中医理论认为，肝火旺盛的人群适宜多食用酸梅，因为酸梅既能平息肝火，又能滋养肝脏和助益脾胃消化。

表 4　酸梅汤制作方法

汤品	材料	做法	功效
红枣酸梅汤	酸梅 20 克、甘草 10 克、红枣 10 个	加入适量白糖煮沸	具有解渴健脾之用
绿豆酸梅汤	绿豆 100 克、酸梅 50 克	加入白糖熬煮	具有清热解暑、生津止咳之效

小暑黄鳝赛人参

小暑时节，盛夏降临，气温不断攀升，此时，环境湿度较大，脾脏易受湿邪侵入，导致人体出现乏力、食欲减退等症状。因此，在小暑期间养生，应注重饮食清淡，避免过多摄入油腻食物，适量食用具有解暑、健脾功效的食物；同时，不宜过度食用生冷寒凉之食物，以免损伤脾胃阳气，引发腹痛、泄泻等寒湿症状。

俗话说："小暑黄鳝赛人参。"小暑前后一个月的时间里，鳝鱼最为肥美。鳝鱼肉嫩味鲜、刺少，营养价值甚高。黄鳝含有丰富的二十二碳六烯酸（DHA）和卵磷脂，对提高人体记忆力有显著效果。黄鳝含有的鳝鱼素能降低血糖，可作为糖尿病患者的食疗材料。黄鳝还含有丰富的维生素 A，有助于改善人体视力。此外，黄鳝的高蛋白、低脂肪及钙、铁含量在常见的淡水鱼类中居首位。

黄鳝不仅是一种美味的食物，也是一种具有多种食疗功效的食材。《本草纲目》说，鳝鱼性温，味甘，具有补气益血、健脾益肾、益气固膜、除瘀祛湿之功效，可治劳伤气血、产后虚损、恶露淋漓、腰膝酸软、久泻脱肛、子宫脱垂、腹冷肠鸣、内痔出血、中耳炎、口疮等症。

鳝鱼肉富含营养，具有益气利血、滋养五脏的功效。鳝鱼血则具有祛风、活血、壮阳等多重效用，可用于治疗口眼歪斜、目痛、鼻出血、疮癣等症状。鳝鱼头则有止泻、促进消化的作用，对消化不良的患者有一定的帮助。此外，鳝鱼皮还可治疗妇女乳核肿痛。

在烹饪方面，黄鳝的制作方法多样，可炒制成鳝糊，或搭配虾类制成虾爆鳝，亦能与鸡、鸭、猪肉等食材一同清炖，还可作为火锅的重要原料。

尽管黄鳝美味且具有高营养价值，但并不适合所有人群食用。黄鳝性温，容易上火的人或围绝经期妇女、孕妇和未发育的儿童不宜多食。有瘙痒性皮肤病者应忌食，有支气管哮喘、淋巴结核、高血压、癌症、红斑性狼疮等宿疾的患者也应谨慎食用。

小贴士

白菜鳝鱼丝

食材：白菜帮 100 克，黄鳝 400 克，黄酒、葱花、生姜末、蒜泥、植物油、味精、酱油、精盐、胡椒粉、麻油、湿淀粉、香醋适量。

做法：白菜帮切丝，黄鳝宰杀，去杂，洗净，切成丝，加精盐、胡椒粉拌匀；调制黄酒、酱油、香醋、麻油、味精、白糖、葱花、生姜末、湿淀粉为调味汁；锅烧热，加油，炒熟白菜丝，出锅；再加油，炒香蒜泥，下鳝丝炒熟，倒入白菜丝及调味汁，炒匀即可。

功效：补益脾胃、祛风湿，对风湿性关节炎、慢性前列腺炎、糖尿病等症有疗效。

立夏到三伏，每天姜枣茶

立夏悄然而至，夏季的序幕便缓缓拉开。立夏，是夏季的开始，它不仅是阴历二十四节气之一，更是人们生活中一个重要的转折点。立夏的到来，标志着天气逐渐转暖，万物生长进入旺盛时期。而三伏天则是一年中最热的时段，包括初伏、中伏和末伏三个阶段，此时气温高、湿度大，人体最易受到暑湿的侵袭。在这样的气候条件下，民间流传饮用姜枣茶的习惯，既是一种养生之术，也是对抗酷暑的一种自然疗法。

姜枣茶，顾名思义，主要由生姜和红枣配制而成的茶饮。生姜在中医理论中被认为是味辛、性温的食材，具有发散风寒、温中止呕、化痰止咳等功效；而红枣则含有丰富的维生素和矿物质，具有补血养颜、益气安神的作用。将两者搭配在一起泡制成茶，既可以补充人体流失的水分，又能促进血液循环，增强抗病能力。张仲景在《伤寒杂病论》中记载有 30 多个药方均用到了生姜和大枣，就是因为姜、枣的搭配可以健脾护胃、补中益气，提高人体的抗病能力和自愈能力。

立夏时节，尽管天气开始转热，但早晚有凉气，此时饮用姜枣茶可以起到温中散寒的作用，帮助身体适应季节转换带来的温差变化。而在炎热的三伏天里，人体出汗增多，内火上升，一杯温热的姜枣茶能够调和体内的阴阳平衡，驱散体内湿气，减轻因暑湿引起的头重脚轻、食欲不振等症状。

此外，从立夏到三伏期间，正是农作物的快速生长期，农民们忙于田间劳作，体力消耗巨大，这时，喝上一杯自制的姜枣茶，不仅可以及时补充流失的水分和电解质，还能缓解疲劳、提高劳动效率。对于生活在城市的人而言，因经常处于空调环境中，身体的调节功能可能会受到影响，适时饮用姜枣茶有助于维持机体的适应性和防护能力。

然而，任何言论都不是绝对的。姜枣茶虽好，但饮用也要因人而异、因时而异。对于一些体质特殊的人群，如胃酸过多、胃溃疡患者或是孕妇等，过多食用生姜可能引起不适。因此，在饮用姜枣茶时，须根据个人体质和实际情况进行适量调整。

小贴士

姜枣茶

食材：红枣 6 颗、枸杞一把、生姜切 4 大片。

做法：生姜切片，红枣去核，冷水下锅；将水煮开后再加入枸杞，水煮成淡红色即可，也可加一点红糖以中和姜的辛辣味。

功效：能温中散寒、补血正气、燥湿消炎、增进消化，对胃溃疡具有显著的抑制效果，同时具有利胆镇痛的作用。适宜宫寒痛经的女性及肠胃虚寒的人群饮用。中老年人饮用后，可促进血管扩张，有助于血液循环，增强心脏功能等。

金秋欲解燥，梨子百合最奇妙

秋高气爽，气候干燥，人体所出现的咽干鼻燥、唇干口渴、咳嗽无痰、皮肤干涩等状况，被称为“秋燥”。此时，适当食用一些滋润的食物，如梨子和百合，可以帮助人体缓解秋燥所带来的不适。

梨，又被称为快果、玉乳，有“百果之宗”“天然矿泉水”之称。中医认为，梨性味甘、微酸、凉，归肺、胃经，有润肺化痰、清热生津之功，主要用于热病津伤、心烦口渴、肺燥干咳、咽干舌燥或大便干结之症。《本草纲目》言其果实“润肺凉心，消痰降火，解疮毒，酒毒”。

吃生梨，能明显帮助患者解除上呼吸道感染所出现的咽喉干、痒、痛、声音哑及便秘、尿赤等症状。将梨榨成梨汁，或加入胖大海、冬瓜子、冰糖少许，一同煮饮，能对因天气干燥而导致的阴虚火旺、喉痒干涩、声音不扬等不适有缓解作用，起到滋润喉头、补充津液的功效。把梨煮熟，或以冰糖蒸梨，可以起到滋阴润肺、止咳祛痰的效用；食用将梨加蜂蜜熬制而成的梨膏糖，对患肺热久咳的病人也有明显的疗效。

《本草纲目》中就有百合可润肺止咳、宁心安神、补中益气的记载。百合，作为一种药食同源的传统中药材，因甘凉清润的特性在养生方面具有多方面的益处，对身处秋季干燥气候的人而言有着很好的调节作用。百合主要归心、肺经，能有效润肺止咳，适用于缓解因肺燥引起的咳嗽症状。此外，百合还具有清心安神的效用，可以帮助人体缓解因心神不宁导致的失眠、多梦等问题。在情绪管理方面，百合的镇静效果有助于减轻焦虑和抑郁情绪，特别适合在高压生活或工作压力下感到心烦意乱的人群加以食用。

百合的滋阴效果同样在滋润皮肤、美容养颜等方面发挥显著作用，对改善皮肤干燥、恢复肌肤弹性有一定的帮助。而且，百合中含有的多种营养成分，如蛋白质、微量元素和维生素，对增强人体的体质和免疫力也有积极作用。

梨和百合虽好，但并非适合所有人群食用。梨有利尿作用，夜尿频者应少吃；血虚、畏寒、腹泻者慎食，最好煮熟吃；糖尿病患者不宜多吃；慢性肠炎、胃寒病患者忌食生梨；胃酸多者不可多食。吃梨时应避免喝热水、吃油腻食品，不与碱性药同服，不与螃蟹同吃。百合虽可润肺止咳、清心安神，但其性寒，体质虚寒者、孕妇、月经期女性慎食；腹泻患者不宜食用；过敏者忌食；健康人群也勿过量食用，以免引起消化不良；儿童适量食用。此外，食用百合时，可搭配其他食材以平衡其寒凉特性。

民间一直流传有“生梨润肺化痰好，百合除燥营养高”的说法。在秋季，百合与梨是绝配。百合可以与梨子一起炖汤，也可以煮粥、泡茶等方式食用。人们将梨子和百合搭配在一起，既可以增加口感的层次性，又可以发挥两者的药膳功效，达到更好的养生效果。在金秋时节，不妨多吃一些梨子和百合，让我们的身体更加滋润，度过一个舒适的秋天。

小贴士

百合桂圆梨汁

食材：梨 1 只、百合 25 克、桂圆肉 10 克、适量冰糖。

做法：将梨洗净，去除果核，切成适口的小块，与准备好的百合和桂圆肉一并放入炖锅中；加入足够的水，保证水量能够覆盖所有食材；开火煮沸后转至慢火，慢炖（在煮制过程中，根据个人口味偏好加入适量的冰糖）；持续慢火熬煮制约 40 分钟，直至梨块变软，百合、桂圆完全释放出香味。

功效：具有润肺滋阴、益气安神的功效，可缓解热病伤津所致的口渴、心烦。

百合雪梨粥

食材：雪梨、百合各 20 克，糯米 90 克，冰糖 20 克，葱花少许。

做法：雪梨去皮洗净，切小块；百合泡发，洗净；糯米淘洗干净，泡发约半小时；将锅置火上，注入清水，放入糯米，用大火煮至米粒烂熟；放入雪梨、百合，改小火煮至粥成，放入冰糖熬，撒上葱花即可。

功效：对类风湿关节炎有缓解作用。

白露身不露，寒露脚不露

白露，作为秋季第三个节气，它的到来标志着天气逐渐转凉。这一现象源于温度降低，导致水汽在地面或近地物体上凝结成水珠。这时，人们会明显感到炎热的夏天就快过去，凉爽的秋天就快到来。在该节气，尽管白天温度仍可能高达三十几度，但夜晚温度会迅速降至二十几度，昼夜温差显著增大。在夏至，阳气达到顶峰，随后阴气开始增长；至白露时节，阴气渐重，清晨的露水也日益加厚，凝结成一层洁白的水滴，因此得名“白露”。

在我国古代，白露被划分为三个阶段：一候鸿雁来，二候元鸟归，三候群鸟养羞。这一节气标志着鸿雁和燕子等候鸟开始南飞避寒，同时也意味着百鸟开始储备干果粮食以备过冬。由此可见，白露实际上是气温逐渐转凉的象征。

“白露身不露”的表述意味着，白露节气过后，阴气逐渐加重，不宜再裸露身体。俗语有云：“处暑十八盆，白露勿露身。”这句话的含义是，处暑时节天气炎热，每天需用一盆水洗澡；过十八天，进入白露时节，则应避免赤膊露体，以免人体受凉。另一句俗语亦提醒我们：“白露身不露，着凉易泻肚。”

寒露时节，白露已过，秋意渐浓。白天阳光明媚，夜晚气温则显著降低。此时，北方冷空气频繁南下，“一场秋雨一场寒”的现象频频发生，即每次降雨后，气温逐渐下降，日益步入晚秋。在我国古代，寒露被分为三个阶段：一候鸿雁来宾，二候雀入大水为蛤，三候菊有黄华。在这个时节，鸿雁排列成“一”字或“人”字形的队列，大规模向南迁徙；深秋，天气寒冷，雀鸟消失无踪，古人观察到海边突然涌现众多蛤蜊，其壳纹路与雀鸟相似，故误以为是雀鸟所变；第三阶段的“菊有黄华”，表明此时菊花已普遍盛开。

寒露时节，标志着气温由凉爽进入寒冷阶段，人体阳气逐步收敛。因此，在此时期，人们不应再坚持“秋冻”，而应适时添衣，避免受凉，尤其要注重肩颈、腰背及脚部的保暖。这一做法依据的是“病从口入，寒从脚起”的道理。与白露时期“身不露”的原则相同，寒露时节也不宜露脚，这是因为双脚距离心脏较远，血液供应较少，且脚部脂肪层较薄，极易受到冷刺激的影响。一旦脚部受凉，则容易导致人体上呼吸道黏膜毛细血管收缩，从而降低人体的抵抗力。呼吸道对冷空气的刺激尤为敏感，突然降温会使呼吸器官抵抗力下降，病邪易乘虚而入，轻者可能引发外感咳嗽，重者可能导致气管炎、支气管哮喘及哮喘性支气管炎发作。寒露时节，多变气候使得早晚及室内外温差较大，容易导致感冒，还会引发扁桃体炎、气管炎和肺炎等疾病。患有慢性气管炎和哮喘者，病情可能会日趋加重。

小贴士

表 5 寒白节气注意事项

方面	具体建议
穿着	选择长衣长裤，避免夏天装扮。晚上及时添加衣物。体质较弱、患有胃病或慢性肺部疾病的人群应注重早晚保暖，避免睡觉时贪凉。寒露过后，应选用保暖性能好的鞋袜。睡前可用热水泡脚，以预防呼吸道感染性疾病，缓解疲劳
饮食	减少辛辣刺激、熏烤类食物的摄入，多吃具有滋阴润燥、益胃生津作用的食品，如芝麻、核桃、银耳、萝卜、番茄、莲藕、牛奶、百合、沙参等。老年人可适当摄入鸡、鸭、牛肉、猪肝、鱼、虾、大枣、山药等食材，以增强体质。同时，要注重水分的补充，多吃雪梨、香蕉、哈密瓜、苹果、水柿、提子等水果
生活作息	白露和寒露时节应早睡早起，确保充足的睡眠。注意劳逸结合，避免房劳伤肾。初秋高温时，不宜使用电扇、空调等长时间吹拂。深秋寒气袭人，须防止受寒感冒，同时要经常开窗通风，以保持室内空气流动、新鲜

秋风起，蟹脚痒

螃蟹，又称河蟹、毛蟹、横行介士、无肠公子。其分布区域广泛，主要在我国渤海、黄海、东海，以及长江流域等地。

螃蟹被誉为食中佳品，自古以来就有“一盘蟹，顶桌菜”的说法。据营养学学者研究，螃蟹富含蛋白质、脂肪、维生素及矿物质钙、磷、铁和氨基酸等。此外，虾蟹肉中的虾青素是一种类胡萝卜素，具有抑制肿瘤、清除自由基、增强免疫力和抗氧化作用的功效。虾蟹壳中甲壳素（几丁质）的含量为 14% ~ 25%，具有吸附有毒物质、促进胃肠蠕动、抑制胃酸、抗胃溃疡、调节肠道菌群、降低血清胆固醇、降脂减肥、祛腻轻身等多种功能。

中医认为，螃蟹性味咸、寒，归肝经、胃经，有清热解毒、补骨添髓、养筋活血、滋肝阴、充胃液之功效，适用于跌打损伤、瘀血肿痛，妇人产后瘀血腹痛、胎衣不下、湿热黄疸等。《随息居饮食谱》言其补骨髓、滋肝阴、充胃液、养筋活血、治疸愈核，《本经逢原》言其蟹“性专破血，故能续断绝筋骨”，《本草经疏》言其“跌打损伤，血热瘀滞者宜之”。

俗语有云，“秋风起，蟹脚痒”，“菊花黄，蟹肉壮”。秋天是品味螃蟹的最佳时节。每年九月、十月，螃蟹黄多油满，古人因而将持蟹斗酒、赏菊吟诗视为金秋佳节的一大乐事。中秋亦为螃蟹肥美之时，且正值秋季过半，中医理论认为，此时人体需养阴、滋阴，而螃蟹正是滋阴之佳品。

螃蟹具有补肾阴之功效，肾阴为全身阴液的根本，具有滋润、镇静作用。螃蟹能养胃阴（胃阴即胃液），可缓解胃液不足者胃痛之困扰；其还有滋肝阴之功，肝火旺者，如眼红、眼干等症状，皆因肝阴不足所致。故此，螃蟹成为金秋时节养生的美食之选。

螃蟹大致可分为淡水蟹和海蟹两类。淡水蟹可进一步细分为河蟹、湖蟹和江蟹。备受人们喜爱的大闸蟹属于湖蟹类，口感最佳。在谈及品尝螃蟹时，人们普遍想到的是大闸蟹，实际上，在市场上，部分小螃蟹亦具备食用价值。与食用大闸蟹的过程不同，小螃蟹烹饪成蟹汤后同样美味可口。如一些小河蟹或花蟹等，体型较小，肉质较薄，壳则相对较大，这种小蟹直接食用或许口感不佳，然而以其煲汤却是一个理想的选择，且适合更多人食用。相较于寒性较大的大闸蟹，普通小蟹的寒性较弱。在淡水蟹之中，湖蟹则优于河蟹和江蟹。自古以来，中国人讲究食用静水中的螃蟹（所谓静水，即湖水），而河水中的螃蟹则带有一定的泥腥味。为何大闸蟹口感鲜美，并无泥腥味呢？原因在于它生活在湖中。虽然湖蟹美味，但其寒性亦较强，养阴效果尤为显著。河蟹和江蟹的寒性则相对较弱，而海蟹则较为温和，适合更多人食用。

螃蟹在预防钙质缺乏症方面效果显著。近年来的研究进一步发现，螃蟹对结核病的防治也具有一定作用，适量食用可促进病患康复。尽管螃蟹美味，但一些人吃后却容易过敏。建议将冬瓜与螃蟹搭配煲汤，这样可有效降低过敏反应发生的风险。

小贴士

蟹壳粥

食材：蟹壳 30 克，大米 100 克，白糖适量。

做法：将蟹壳择净，放入铁锅中；加食醋适量，翻炒片刻，取出打碎；放回锅中，加清水适量浸泡 5 ~ 10 分钟后，水煎取汁；加大米煮粥，粥熟时，调入白糖，再煮一二沸即成。每日 1 剂。

功效：活血化瘀，适用于气滞血瘀所致的脘腹疼痛、女子痛经、肢体麻木疼痛等。

春捂秋冻，不生杂病

俗话说：“春捂秋冻，不生杂病。”所谓“春捂”，是指在春季气温逐渐回升之际，不宜过早地卸去保暖的棉衣。在冬季，人们穿着棉衣生活数月，身体已适应了这种保暖环境，形成了产热与散热之间的平衡。初春时节，气温波动较大，时有寒潮来袭。

从中医角度来看，冬季为“水冰地坼”的时节，阳气内敛，阴气盛行。随着春季来临，天地间及人体内的阳气逐渐上升，与阴气形成此消彼长的态势。然而，这并不意味着此时可以贸然脱去厚实的衣物。事实上，尽管天气逐渐回暖，但寒气依然较重，人体阳气尚未完全恢复，处于“阳气初生未盛，阴气减退未退”的阶段，抗寒能力相对较弱，如果过早地脱去棉衣，那么一旦遭遇气温下降，身体将难以适应，可能导致抵抗力下降，使病菌得以乘虚而入，诱发各类呼吸系统疾病及冬春季传染病。由此可见，春季穿衣应适度，待气温稳定后，再逐步减少衣物。此时，天地间温度适宜，人体阳气逐渐充沛，有利于养生防病。“春捂”之说，正是强调在春季应注意保暖，以驱寒防病。

秋季，诸如“秋老虎”等现象使得人们容易“上火”，出现鼻干、口干、大便干等症状。此时，人体阳气逐渐收敛，向内潜伏，为冬季阳气的潜藏创造条件。“秋冻”，意味着在秋季气温逐渐转凉之际，不必过早且过多地添衣保暖。在季节转换初期，气温尚不稳定，暑热尚未消退。若过早、过多地添衣，气温一旦回升，则容易因出汗着风而引发伤风感冒。适当的凉爽刺激有助于提高人体的耐寒能力。在逐渐降低的气温环境中，锻炼一段时间可以促进人体物质代谢，增加产热量，提高身体对低温的适应能力。此时，秋季气温转凉可视为“阳气减而未弱，阴气生而未盛”的阶段。若在稍感凉意时便过度保暖，反而可能导致阳气过于旺盛而无法顺利收敛、下降，同时阴气的化生和滋养也会受到影响。在这个阳气收敛、阴气滋生的时期，适度让身体处于一个凉爽环境中，接受一定程度的寒气刺激，一方面有助于顺应自然气息及人体阴阳气机的转变，另一方面可增强机体的耐寒能力和皮肤的抵抗力。因此，“秋冻”之举契合养生原则，而民间谚语中也有“春不减衣，秋不加帽”“热不马上脱衣，冷不立即穿棉”的说法。

在秋季初始，若气温尚未明显下降，过早地穿上厚实衣物，是违背自然规律及人体生理机能的，且无法提升身体的抗寒能力。遵循“秋冻”的原则，初秋时节，应根据气温变化逐步添加衣物，添加衣物应以身体能承受的寒冷程度为度。此外，还应注重锻炼，适度的锻炼有助于提高人体的耐寒能力及免疫力。然而，若气温明显降低，则需增加衣物，以防着凉后疾病侵袭。

值得注意的是，“秋冻”原则并不适用于所有人。一方面，我国南北方气候差异较大。南方秋凉来得较晚，昼夜温差变化不大，甚至入冬后也不太冷，因此不必过早、过快地添衣，应适当延长“秋冻”的时间；而北方秋凉来得较早，昼夜温差变化大，早晚气温较低时应及时增添衣物，以防着凉。另一方面，个体身体素质不同。一般来说，老年人和儿童抵抗力较弱，不宜“秋冻”；患有心脑血管疾病、呼吸系统疾病的人群，以及体质较弱者、胃肠道疾病和骨关节疾病患者，也都不宜“秋冻”。当环境温度处于 18 ~ 25℃时，人体感觉较为舒适。在遵循“春捂秋冻”的原则时，人们需在衣、食、住、行等方面加以注意，掌握正确的养生之道，如饮食上注重荤素搭配，适当进行体育锻炼，保持良好的心态。另外，健康人群也应注意“冻”得适度，顺应自然界的气候变化，调理人体阴阳平衡，契合养生之道。

小贴士

表 6 人体须注重保暖的部位

部位	受凉可能引发的问题
上腹部	上腹部受凉可能导致胃部不适，甚至疼痛。对有胃病史的人来说，更应高度重视
下腹部	下腹部受凉对女性影响较大，可能诱发痛经和月经不调等问题。经期妇女应尤为注意
脚部	脚是离心脏最远的部位，血液流动路程最长，脚部受寒易导致全身寒冷，使机体抵抗力下降，病邪易于入侵，从而增加患病风险
颈部	颈部受凉可能引发肺部症状，如感冒等。寒气向上入侵，则可能导致颈部血管收缩，对脑部供血不利
肩膀	肩关节及其周围组织相对脆弱，寒气易于入侵

冬季吃板栗，顶过吃老母鸡

进入冬季，天气寒冷，人体的气血开始收敛，这段时间食用栗子进补尤为适宜。板栗，作为一种既美味可口又营养丰富的坚果，历来在中医养生学中占据重要地位。板栗独特的药用价值和丰富的营养成分，使其成为冬季人们餐桌上不可或缺的重要食材。板栗物美价廉，营养丰富，深受人们喜爱，被誉为“干果之王”，因其香甜可口的滋味，自古以来便被人们视作珍贵的果品。中医认为，板栗具有补肾健脾、强身壮骨、益胃平肝等功效。

《本草纲目》记载，栗味甘性温，入脾胃肾经。多项现代营养学研究证实，板栗果实中糖和淀粉含量高达 70.1%，可为人们提供充足的热能，同时有助于人体脂肪代谢，因此，板栗也被誉为“铁杆庄稼”和“木本粮食”。此外，板栗的甜糯口感和细腻的粉质，使其成为一道美味的佳肴，具有养胃健脾、厚补胃肠的功效。

板栗维生素 C 含量之丰富远超一般蔬果，甚至为苹果的 10 倍有余。此外，板栗还含有丰富的不饱和脂肪酸、B 族维生素、胡萝卜素等，这些营养成分均为人体所需，对预防高血压、冠心病、动脉硬化等心血管疾病具有显著效果。

板栗富含碳水化合物、蛋白质、脂肪、维生素 A、B 族维生素、维生素

C、维生素 E，同时还含有钙、磷、铁、钾、锌、硒等矿物质。这些营养成分共同构成了板栗丰富的营养储备，可充分满足人体对各类营养素的需求，使板栗具有增强体质的积极作用。

“药王”孙思邈称板栗为“肾之果也，肾病宜食之”。依据中医学说，肾脏主导骨骼，腰部则为肾脏的对应部位。若腰膝酸软是由肾虚所致，适量食用生板栗可起到滋补肾脏、强化筋骨的功效。此外，板栗富含维生素 C，适度食用，对骨骼和牙齿的生长有益，能够预防牙龈出血，并有助于巩固如软骨等结缔组织，从而缓解关节痛和腰腿痛等症状。据说，古代的燕赵之地有木本粮食，即枣和栗子，板栗当时就对燕赵之地的民众健康发挥了很重要的作用。

不过，板栗易于霉变，食用发霉的板栗可能导致中毒。生食板栗不易消化，而熟食则可能引发胃胀，因此，脾虚消化不良、湿热内蕴、糖尿病患者均不宜食用。若将板栗作为药用，最佳的服用方式是每日早晚各食用 6 ～ 7 颗生板栗，缓缓咀嚼后再慢慢咽下。

小贴士

板栗炖乌鸡

食材：乌鸡 1 只，板栗 100 克，海马 2 只，盐、姜片各适量。

做法：乌鸡去毛及肠杂，洗净切块，与板栗、海马、姜片、盐同放碗内，隔水蒸熟。

功效：补益脾肾。

冬天常喝羊肉汤，不找医生开药方

作为我国民众主要肉食之一，羊肉肉质细腻，脂肪与胆固醇含量低于猪肉及牛肉，且富含营养价值，因此，羊肉在冬季常被视为滋养佳品。人体适量摄入羊肉可改良身体素质，增强抵抗力，故人们也经常说“欲求长寿，常吃羊肉”。

羊肉富含蛋白质、脂肪、碳水化合物、钙、磷、铁、胡萝卜素及维生素 B_1、维生素 B_2、烟酸等营养成分。其蛋白质含量高于猪肉的，钙和铁的含量也优于牛肉和猪肉的，然而胆固醇含量却是各种肉类中之最低。

《本草纲目》提到，羊肉汤具有补虚祛寒、温补气血、益肾补衰、开胃健脾、补益产妇、通乳治带、助元益精之功效，主治肾虚腰疼、阳痿精衰、病后虚寒、产妇产后体虚或腹痛、产后出血、产后无乳等症。

冬季，人体的阳气潜藏于体内，所以容易出现手足冰冷、气血循环不良的情况。在严寒季节，羊肉具有益气补虚、祛寒暖身的效果，人体食用，能够促进血液循环，增强抵御寒冷的能力。对于产后乳汁不足的妇女而言，将羊肉与猪蹄一同炖煮食用，有助于通乳。体弱者、儿童及遗尿患者食用羊肉亦具有很多益处。羊肉可增加消化酶，保护胃壁，有助于消化，尤其适合体虚胃寒者食用。

此外，羊肉富含钙、铁等元素，对防治肺结核、气管炎、哮喘、贫血等疾病具有显著效果。羊肉还有安心止惊和抗衰老的作用，适宜各类人群食用。

羊肉性质温热，患有发热、牙痛、口腔溃疡、皮肤溃疡、咳嗽并伴有黄色痰液等上火症状者，以及肝病、高血压、急性肠炎或其他感染性疾病患者而言，皆不宜食用。平日体质强壮、口渴喜饮、大便干燥者，也应适量食用羊肉，以免加剧体内热盛津伤之状况。

羊肉的食用方法多种多样，从涮羊肉到烤羊肉串，再到与各种草药搭配熬制的羊肉火锅，每一种做法都能带来不同的风味口感。夏季，羊肉同样有其独特的养生价值。在炎热的三伏天，配合葱、姜、蒜等热性调料适量食用羊肉，可以刺激人体排汗，有助于释放体内毒素。中医讲究"热则寒之"的食疗方法，故吃羊肉应搭配凉性和甘平性的食物，这样能起到清凉、解毒、去火的作用。豆腐富含微量元素，其石膏成分更具有清热泻火、除烦止渴之功效。白萝卜性凉，能消积滞、化痰热，与羊肉搭配，不仅可避免人体食用羊肉过多而导致的上火问题，同时能去除羊肉之膻味。此外，冬瓜、丝瓜、油菜、菠菜、白菜、金针菇、蘑菇、莲藕、茭白、笋、菜心、海带、西兰花、黑木耳及红薯、土豆、香菇等食材，皆适宜与羊肉搭配煮制供人们食用。

小贴士

山药羊肉汤

食材：羊肉 500 克，淮山药 150 克，姜、葱、胡椒、绍酒、食盐适量。

做法：羊肉洗净切块，入沸水锅内，焯去血水；将姜、葱洗净，用刀拍破，备用；清水浸透淮山药片后与羊肉一起置于锅中，放入适量清水，将其他配料一同投入锅中；大火煮沸后改用文火炖至羊肉熟烂即可。

功效：补脾胃，益肺肾。

当归生姜羊肉汤

食材：当归 24 克，生姜 30 克，羊肉 200 克。

做法：将羊肉洗净切块，同当归、生姜一起炖熟。

功效：吃肉饮汤，行经期每日 1 剂。当归可补血活血，调经止痛，润肠通便。适用于眩晕心悸、月经不调、经闭痛经、虚劳有寒痛经，或产后腹中绵绵作痛、寒疝腹痛等症。

第三章 健身智慧

运动运动，疾病难碰

仙丹妙药灵芝草，不如天天练长跑

强健体魄的养成，不仅需要均衡的饮食，更离不开持久的体育锻炼。在众多运动方式中，长跑以其对心肺功能的显著益处和易于实施的特点，成为健身的优选。俗语“仙丹妙药灵芝草，不如天天练长跑”，道出了长跑在健康生活方式中的重要地位。

作为一种健身活动，长跑因技术要求低、不需要特殊装备或场地而广受欢迎。无论是在城市的街道、乡村的小径，还是在林间的小路，跑步都是一种简便易行的锻炼方式。

长跑是一项全身性的运动，它不仅能增强人体心血管和呼吸系统的功能，还能促进肌肉、骨骼、神经和脏器的健康，从而提升人体的抗病能力。

冬季长跑特别有益于人体大脑健康。在冷风和晨雾中跑步，可以刺激身体的保护性反应，加快血液循环，增加脑部的血液流量，调节大脑的体温中枢，为大脑提供更多养分，使大脑更加清醒，提高学习工作效率和增强记忆力。

对上班族而言，养成早睡早起的习惯，利用早晨的时间在公园或街道上跑步，不仅能锻炼身体，还能呼吸新鲜空气，享受自然，从而有助于调节身心，焕发精神。

进行长跑锻炼时，需保持稳定的匀速，持续时间不少于 20 分钟，并将心率控制在 120 ~ 150 次 / 分钟的范围内。这样的运动方式，有利于消耗多余脂肪，预防肥胖，以及增强肌肉和心肺的耐力。在进行长跑时，掌握正确的呼吸方法至关重要。长跑是有氧代谢运动的代表，对人全身，尤其是呼吸系统能产生积极影响。跑步过程中，人体对氧气的需求会不断上升，一般应采用“四步一呼吸”法，并尽量保持这一节奏。在呼吸方式上，鼻呼与口鼻混合吸较为适宜。

值得注意的是，刚开始长跑时，由于氧气供应不足无法满足肌肉活动的需求，人体可能会出现腿部沉重、胸闷、气喘等状况，尤其是对那些平时较少锻炼的人来说，这种现象或许更为明显。然而，这是正常的生理反应。若感觉不适，应减速至步行，数百米后症状通常会有所缓解。若不适感持续加重，应停止长跑，以确保身体无恙。

长跑还是一种锻炼毅力的运动方式，长期坚持可以培养坚定的意志力，对学生和上班族大有裨益。

进行长跑运动时，应坚持经常性锻炼和循序渐进的原则，学会自我控制，注意控制运动量。在锻炼初期，应以不引起不适为度，随着身体日渐适应，再慢慢增加跑步的距离和强度。跑步后出现肌肉疼痛是正常现象，坚持几天后疼痛会自然消失。

长跑作为一种简单有效的锻炼方式，不需要复杂的设备或场地，只需一双跑鞋，就能让你踏上通往健康的道路。记住，无论是清晨的公园，还是傍晚的街道，都是你进行长跑健身的理想场所。

小贴士

四类不宜进行长跑锻炼的人群

1. 存在潜在疾病者。长跑恐会引发心脑血管疾病。

2. 平时缺乏体育锻炼者。若运动量突然大幅超过平时负荷，可能导致因过度紧张而引发运动损伤甚至猝死。

3. 轻度活动即出现胸闷、头痛、头晕等不适症状者。

4. 老年高血压和糖尿病患者。

饭后散步，不进药铺

在日常生活中，不论是在温暖的阳光下，还是在寒冷的冬日里，许多人往往会选择在饭后走出家门散步。这种习惯虽然简单，却蕴含着极大的健康益处。

苏轼曾说：“先生食饱无一事，散步逍遥自扪腹。”饭后散步，能够刺激肠胃蠕动，帮助食物更好地在肠胃中获得分解并被人体吸收，从而避免消化不良和胃部不适，对防止胃胀和胃灼热具有显著效果。

对于糖尿病患者来说，饭后散步有助于控制血糖水平，降低餐后血糖的峰值，提高胰岛素敏感性，预防血糖波动，减少患糖尿病并发症的风险。

散步是一种温和的有氧运动，能够锻炼心血管系统，有助于降低血压、改善血液循环，降低心脏病发作的风险。长期坚持散步，还有助于控制体重，减轻心血管负担。

散步能够促使人体释放多巴胺和内啡肽等神经递质，使大脑皮层兴奋、抑制的调节过程得到改善，从而收到消除疲劳、放松、镇静、清醒头脑的效果，因此很多人都喜欢用散步来调节精神，改善心情，缓解焦虑和抑郁情绪。在大自然中散步，呼吸新鲜空气，更能给人带来放松和愉悦的感觉。

晚餐后适度的散步能够促进人体入睡，减少夜间醒来的次数，提高睡眠质量。充足的睡眠对身体的修复和恢复至关重要。

饭后散步是与家人、朋友或伴侣交流的绝好机会，一可增进感情、促进友谊、拉近彼此的距离，二是有益于心理健康。散步时，我们可以更深刻地体验大自然的奇妙之处，与家人朋友培养情感，分享生活中的点滴。

毛主席也说过，遇事不怒，基本吃素，多多散步，劳逸适度。饭后散步，这一简单的习惯既不需要特别的装备，也不占用额外的时间，却能带来促进消化、控制血糖、保护心血管健康、调节心情、改善睡眠、增进社交和陶冶情操等多方面的益处。让我们在今后的生活中坚持这一健康习惯，以获得更健康的身体，享受更美好的生活。

小贴士

表 7　饭后散步原则

原则	详细说明
定时	许多人锻炼缺乏规律性，例如，早晨有空便去散步，晚上无暇不去。这种无规律的锻炼方式难以使身体产生记忆，往往效用不大
定量	所谓定量，是指锻炼强度不宜今日大、明日小。为了使锻炼发挥最大的效能，建议在散步时确立一个明确的运动量，如每日固定行走距离或时间，为人体带来稳定而持续的锻炼刺激
定强度	锻炼强度应保持相对稳定，避免今日慢步、明日快走。正确的方法是每日以相对固定的强度进行大步走。如何界定“大步”走？标准如下：100 米距离，男士需用 90 ～ 100 步走完，女士需用 110 ～ 120 步。总之，应坚持每日行走至少 500 ～ 1000 步为宜

人勤病就散，人懒病就勤

关于劳动的重要性，古人早已有深刻的认识。东汉张衡说：“人生在勤，不索何获。”这句话深刻地揭示了人生的真谛：只有通过勤奋刻苦，人才能取得成功和有所收获。勤奋，不仅是迈向成功的基石，更是中华民族的传统美德。我们的祖辈先人留下了众多的名言警句，以警示后人要刻苦、勤奋。

在民间传统文化中，有许多俗语用来警示后人要勤奋。如“奋斗，事会成功；勤劳，幸福必来”，这句话强调了勤奋与成功、幸福之间的紧密联系；再如“学问勤中得，巧自熟中生”，这句话则告诉我们，只有通过勤奋学习，才能获得知识和技能，进而在生活中过得游刃有余。

民间还有一些谚语讲述了勤劳与健康的关系，比如“一勤生百巧，一懒生百病”“石闲长苔，人闲生病”“一勤生百巧，一懒生百病”“一勤治百病，一懒百病来”“懒惰催人老，勤劳可延年”“锄头能壮筋骨，汗水能洗百病”等，这些话用最通俗的言语道出了最真实的哲理，它们告诉人们，勤奋可以带来巧妙的方法和技能，而懒惰则会导致各种问题的出现。

我国研究人员曾对 1000 多名 90 岁及其以上的长寿老人进行调查，发现在这些老人中，体力劳动者占 95%，脑力劳动者占 5%，他们中的大部分在

90岁、100岁时依然还参加劳动。另一项研究发现，在116名百岁以上老人中，有102名老人从青年时代起就从事不同程度的体力劳动，百岁以上还能参加力所能及的家务者占31.2%，生活完全自理者占38.6%。可见，年轻时多从事各种体力劳动，可为长寿奠定体质上的基础。

中医主张“劳其行者长年，安其乐者短命”，这一观点强调，劳动能激发生命活力，有助于延长寿命；反之，过度安逸、无所事事的生活方式则会对健康产生负面影响。长期从事体力劳动的人，由于持续进行活动，身体得到锻炼，体质得以增强。劳动使人易感饥饿，进而提高食欲，使得饮食美味、睡眠香甜。劳动还能促进消化和心血管功能，增强心肌跳动力度，保证血液流通顺畅，从而降低血压和血脂，保证新陈代谢旺盛。充足的阳气使免疫功能提升，抵抗力增强，外邪难以侵入，有利于身心健康，从而达到保健、养生、防病的目的。长期坚持体力劳动，还能使心脑血管的衰老过程延缓10～20年。

据相关资料记载，在明清时期的四川长寿老人中，以两种类型为最多：一是辛勤耕耘的体力劳动者，二是四处行医、救死扶伤的民间医生。这些老人不仅身体强健，而且精神矍铄，有的甚至在九十岁高龄时仍然能够步行百里，有的八十岁时牙齿脱落后又能重新生长出来，更有甚者家族里连续几代人都有高寿的记录。

高尔基曾经说过：“时间给勤劳者留下的是串串果实，而给懒汉只留下一头白发和空空的双手。”这句话深刻地揭示了勤奋与懒惰所带来的巨大差距。只有通过勤奋努力，我们才能在生活中取得丰硕的成果；而懒惰，只会让我们错失机会，最终一无所获。

因此，我们应该珍惜时间，把握每一个能勤奋学习和工作的机会。只有这样，我们才能在人生的道路上不断前进，最终实现自己的价值和梦想。同时，我们也应该时刻警惕懒惰的侵蚀，保持积极向上的心态和行动，让人生过得更加充实和有意义。

小贴士

戒懒文

（明代·陈献章）

大舜为善鸡鸣起，周公一饭凡三止。

仲尼不寝终夜思，圣贤事业勤而已。

昔闻凿壁有匡衡，又闻车胤能囊萤。

韩愈焚膏孙映雪，未闻懒者留其名。

尔懒岂自知，待我详言之。

官懒吏曹欺，将懒士卒离。

母懒儿号寒，夫懒妻啼饥。

猫懒鼠不走，犬懒盗不疑。

细看万事乾坤内，只有懒子最为害。

诸弟子，听训诲，日就月将莫懈怠。

举笔从头写一篇，贴向座右为警戒。

常打太极拳，益寿又延年

太极拳是一种传统的健身运动，也是我国非物质文化遗产的代表。这一运动将运动与养生理念融为一体，以中国传统儒家太极辩证观及道家阴阳辩证观为核心思想，并结合易学的阴阳五行变化发展而成。太极拳，堪称中华民族辩证的理论思维与武术、艺术、气功引导术的完美结合，展现出高层次的人体艺术之美。

太极拳的拳理源自《易经》《黄帝内经》《黄庭经》《纪效新书》等中国传统哲学、医术、军事等经典著作。在长期的发展过程中，太极拳不断吸收道、儒、释等文化的合理内容，因此被誉为“国粹”。

作为一项速度缓慢的运动，太极拳对人体呼吸的调整及微循环的改善具有显著功效。在练习过程中，其缓慢、柔和的动作使人体呼吸自然、细长且均匀，有助于人体微循环的扩张。相较于剧烈运动导致的血液流动，太极拳的运动特点使得血液能够流向全身各部位，并促使毛细血管扩张，进而促进全身血液循环。

实践证明，练习太极拳，可使呼吸变得自然、细长、缓慢且有节奏。这种呼吸方式使横膈肌和胸腹运动得到增强，相对有效地提升了肺部气体的交换容量，进而加快人体新陈代谢的过程。

此外，肠胃蠕动的加强能够提升消化系统功能，对消化不良、慢性肠炎等慢性疾病的防治具有良好效果。膈肌活动范围的扩大，使得胸部呼吸肌和横膈肌的力量得到增强，有助于加快静脉血液的回流，改善心脏本身的血液循环。同时，膈肌的活动范围增大，还会对内脏产生一种自然的按摩作用。太极拳中，自然的深呼吸法在防治神经衰弱、高血压、心脏病、关节炎及消化系统疾病等方面均表现出较好的效果。

中医理论认为“痛则不通，通则不痛”，疼痛的发生是由于血液循环不畅，以致出现淤堵现象。练习太极拳，能够使不畅之处变得通畅，从而缓解疼痛，达到治疗某些疾病的效果。

在练习太极拳的过程中，全身各部位均处于动态之中，这样就实现了“一动无不动”的运动效应。这种运动方式能为人体各组织器官提供适度且适量的刺激，从而激发并促进人体产生一系列适应性变化，使人体素质得以向有益方向发展和提升。特别是到中年以后，各器官功能逐渐减退，练习太极拳能够使这些衰老的器官重新焕发活力，因此，太极拳具有显著的健身、疗愈和延缓衰老的功效。

太极拳中包含众多动作，如腰部旋转、四肢屈伸等，这些复杂、缠绕式的动作对全身 300 多个穴位均能产生各种不同的牵拉和拧挤效果。这种作用犹如自我按摩，能够活化人体经络、激发经气，进而达到强身健体的目的。

小贴士

在练习太极拳的过程中，可呼吸到较多的新鲜空气，还可通过刺激神经系统进而促进全身机能的运作，尤其对循环和消化系统的健康有益。须注意，在户外练习时，需避免浓雾、烈日和阵雨天气。练习结束后，由于毛细血管扩张，须谨防风寒侵袭，以免旧病复发。晚上练习完毕后，稍作呼吸调整便可入睡，有助于提高睡眠质量。

人体在空腹和饱腹时不宜练习太极拳，饥饿时易损伤气息，进食后一小时方可开始练习。练习时，衣物应保持舒适，裤带松紧要适中。若练习后感觉口干，可饮用适量开水润喉，避免过量饮水。在学习太极拳的过程中，首要注重心静、用意、体松、身灵。随着对动作的掌握日益熟练，还要关注动作的柔和、流畅、连贯和协调等。

糊成纸鸢一线牵，凭借春风上青天

风筝，这种古老而又充满魅力的飞行器，承载着丰富的历史文化。从春秋战国时期的竹木制鹊到汉代的纸鸢，风筝的演变见证了中国古代劳动人民的智慧和创造力。

早在两千多年前，《墨子·鲁问》中就有关于木鹊制作的记载，其展现了古人在工艺制作上的高超水平。汉代发明纸张后，风筝一开始是用纸张糊制而成，因迎风作响的声音类似筝而得名。历史上，风筝不仅用于娱乐，还曾成为军事工具。

从唐朝开始，风筝逐渐成为人们生活中的娱乐工具。历代文人墨客留下了许多描绘风筝的诗篇，如唐代诗人高骈的《风筝》和清代诗人高鼎的《村居》，无不生动地描绘了放风筝的欢乐场景。

放风筝，不仅是一种文化活动，也是一种锻炼身体的方式。放风筝时，极目远眺可以使眼肌得到调节和放松，有助于消除眼睛疲劳，保护视力。同时，放风筝需要手、眼协调和四肢活动，可以疏通经络、灵活四肢，对肩周炎、颈椎病等均有很好的缓解作用。此外，在放风筝的过程中，跑动和呼吸新鲜空气还能增强人体心肺功能。

放风筝，富含哲理。风筝在天空中飞翔，象征着人的勇气和力量，提醒我们应在广阔的天地里追求更高的目标。此外，无论风筝飞得多高多远，总有一线牵引，这象征着家的温暖和指引，提醒我们无论身在何处，家始终是我们栖息的港湾。

放风筝适合所有年龄人群，对青少年尤其有益。在放风筝时应注意保护颈部，避免长时间后仰。而使用手套、太阳镜和围巾可以有效保护手部、眼睛和脖子。另外，须选择在平坦空旷的场地放风筝，避免在湖泊、河边和高压电线附近进行，以确保安全。同时，应关注天气预报，选择在适宜的风力条件下放风筝。

风筝，不仅丰富了人们的精神生活，也给人们带来了身体上的健康益处。让我们在放风筝的同时，充分感受那份积极向上的力量，享受健康和快乐吧。

小贴士

1. 放风筝时因要经常倒行，须注意防止摔伤。

2. 切记不要在高压电线下和在马路上放风筝。

3. 不要使用漆包线或者较细的电线作为风筝线。

4. 放风筝时要防止太阳光的反射对眼睛造成的伤害。

5. 高血压患者应根据自己的身体状况，调节放风筝时间的长短。

6. 挑选风筝时要确保其骨架牢固，只有骨架好，风筝才能飞得高、飞得远。此外，还要查看风筝的两个翅膀大小是否匀称、所用材质是否一样。

饱不练气，饥不练功

在中国传统养生文化中，有一句民间谚语流传甚广——“饱不练气，饥不练功”，这句话简洁而深刻地揭示了饮食与锻炼之间的微妙关系，指导人们如何在日常生活中达到身心和谐。

“饱不练气”意味着在吃饱之后不宜进行调息练气的活动。中医理论认为，气是维持生命活动的基本物质，而脾胃则是气血生化的源泉。饱食之后，人体的气血主要集中在脾胃进行消化工作，此时进行调息练气，不仅难以达到练气的效果，反而可能引起气滞和消化不良。

“饥不练功”则指在饥饿状态下不宜进行剧烈的体力活动。饥饿时，身体的能量供应不足，此时强行练功，不仅效果不佳，还可能因为能量消耗过大而导致身体器官受损，甚至引起低血糖等症状。

该谚语强调了饮食与锻炼之间的平衡。合理的饮食习惯是养生的基础，而适度的锻炼则是保持健康的重要手段。在饮食方面，应遵循“早餐吃好，午餐吃饱，晚餐吃少”的原则，保证营养均衡，避免过饱或过饥；在锻炼方面，应根据个人的体质和生活习惯选择合适的运动方式和时间。

早晨，经过一夜的睡眠，人体处于相对脱水状态，血液浓度较大且流动缓慢，人体内代谢产物堆积，此时进行体育锻炼，尤其是在空腹状态下，由于能量供应不足，容易导致低血糖，引起心悸、头晕、四肢酸软等症状，严重时甚至可能发生昏厥。

此外，早晨是人体生理性血压升高时段，空腹运动可能增加发生心血管意外的风险。美国医学家经调查发现，许多心脏病患者猝死往往发生在黎明时分，这与空腹运动时心脏负担加重、血液浓缩、血栓形成等风险的形成有关。

为了避免这些风险，晨练者应在锻炼前适量补充水分或牛奶，以维持身体的水平衡。饮用适量的温开水或牛奶，不仅能缓解人体脱水状态，还能提供一定的能量，帮助人体更好地适应接下来的锻炼。

晨起锻炼的最佳时机通常是饭后一小时左右，此时食物已经初步被消化，气血分布较为均匀，有足够的能量支持运动。此外，早晨空气清新，是进行户外运动的好时机，适合进行一些有氧运动。

小贴士

“空腹锻炼”这一概念目前十分流行，需要注意的是，即使空腹锻炼，也要在运动过程中喝水或运动饮料。在锻炼结束后的 10 ~ 15 分钟，应食用营养丰富的早餐，一般来说，碳水化合物与高品质蛋白质的最佳比例为 4 ∶ 1。

百练不如一走

在春光明媚、万物生长的季节里，人们纷纷走出家门，享受大自然的清新空气和温暖阳光。在众多的锻炼方式中，步行以其独特的优势脱颖而出，被世界卫生组织认定为“最好的运动”。

步行是人类最古老的锻炼方式，其简单易行且无需特殊的器械或特定的场地。从古代的“百练不如一走”到现代的“健步走”运动热潮，步行一直是人们健康生活的重要组成部分。

步行这种全身性的运动能够锻炼人体 60% ~ 70% 的肌肉，增强骨骼和肌肉力量，对提升关节的灵活性有着显著作用。正确行走时，人的股三头肌、股四头肌及腰、腹部肌肉等共 13 块大的肌肉群都在动。另外，从增强体质和免疫功能来说，步行也是极为理想的一种运动方法。研究表明，步行能有效预防人体呼吸系统疾病，降低感冒和呼吸系统疾病发生的概率。

步行还是一种能防治癌症的有效运动。坚持每天步行，对乳腺癌、前列腺癌、肠癌等疾病的治疗都有显著益处，最高可降低 50% 的死亡风险。此外，步行还能刺激人体脚底穴位，辅助降血压，促进血液循环，减少心肌梗死的可能性。对于糖尿病患者而言，步行能辅助降血糖，以及降低患糖尿病并发症的概率。

步行还能促使脑部释放内啡肽，提升人心情愉悦度，对调节精神、心理状态有着良好的作用。一周三天，每天步行 1 小时，能显著降低患老年期痴呆的风险。

人人都会步行，但只有掌握正确的姿势才能大幅提升其效果。正确的步行姿势应该是：抬头挺胸、目视前方，躯干自然伸直，收腹，身体重心稍向前移，上肢与下肢协调，步伐适中，两脚落地有节奏感。

步行的最佳时间是上午 9:00 ~ 11:00，以及下午 3:00 至晚上 9:00。饭后不宜立即步行，以免影响消化功能。步行的益处需要长期坚持才可见到。若选择以快走的方式进行，在快走之前，要做好必需的准备工作：一双软底跑鞋，可缓冲走路时脚底受到的压力，并保护脚踝关节免受伤害；一双透气的袜子、一身宽松舒适的运动服装，有利于身体放松；一瓶水，在运动过程中少次多量地补充人体水分可以防止脱水；糖尿病患者最好随身携带一块糖，防止低血糖的发生。

步行，这项最简便、最安全、最有效的运动方式，不仅能够带来身体上的健康，还能带来心灵上的愉悦。在四季的变化中，让我们坚持步行，享受健康生活的乐趣。记住，步行不仅是一种运动，更是一种生活态度、一种对健康和快乐的投资。

小贴士

表 8 六大创意散步方式

散步方式	具体操作描述
变速走	慢走与快走交替进行，每 3 分钟切换一次，循环往复。此方式有助于激发更多肌肉参与锻炼，提升心肺功能
冲刺快走	在 5 分钟的热身之后，快走 10 分钟，整个运动过程燃烧约 175 千卡热量
收小腹	在散步的过程中，关注腹部肌肉，尽量收缩小腹。每跨出一步，臀部亦随之向前移动。持续至少 10 分钟，对减小腹效果显著
负重走	在家中准备两个大一些的塑料瓶，将其装满水，作为简易哑铃。双手各握一个，保持左右重量平衡。老年人常做此练习有助于维持步态稳定
辅助动作	散步时，老年人可通过前后拍掌、敲打身体两侧胆经、轻揉耳朵、轻拍双臂等辅助动作，促进经络疏通，调和气血
加大步幅	加大散步的步幅，可让腿窝和臀部多用力，从而燃烧更多热量

以足踢毽，腿脚灵便

毽子，又名毽球、鸡毛毽、绒线毽，源于汉代，由古代的蹴鞠演变而来。踢键子是一种历史悠久的传统民俗体育活动，既简单又易于掌握，适宜各个年龄段人士参与，深受广大群众喜爱。正如《鹧鸪天·踢毽子》所描绘的："三五成群俏小丫，鸿毛成撮脚尖花。翻旋羽舞千般好，跳跃毫飞一样佳。身似燕，脸如霞。稚童闲趣忘还家。前抬后打空中绚，串串银铃漫远涯。"该词生动地展现了踢毽子活动的欢乐氛围，以及童真童趣的美好景象。

踢毽子这一活动趣味盎然，乐趣无穷，且具有就地取材、简便易行的特点，即对场地没有限制，随时随地都可以进行。最适宜踢毽子的季节是冬季。寒冷季节，人们常身处暖气房内，空气流通受限，身体易疲倦，且因缺乏活动更易患上流感。《燕京岁时记》中，关于踢毽子益处的阐述如下："盖京师多寒，足趾冻，儿童踢弄之，足以活血御寒。"

俗话说"以足踢毽，腿脚灵便"，踢毽子这一运动方式最为显著的作用便是对下肢肌肉协调性的锻炼，其着力点在于脚步的运用，无论是盘、磕、拐、蹦、落等动作，还是闪转稳步、前合后仰，都犹如燕舞鹤飞，极富美感。这些动作的完成极需要髋关节、膝关节、踝关节等关节的巧妙协作，从而带动那些供血困难、动作难度较大的部位，以达到增强肌肉的力量和关节柔韧性的目的。同时，缝匠肌、腘肌、股肌等腿部肌肉也能得到有效锻炼，足背肌、足底肌的参与更是不可或缺。若加入一些高难度动作，如旋转踢、交替踢、毽穿圆环、远吊、近吊、高吊、前踢和后勾等，那么头顶、后背、脚跟、脚面等部位都将跟进、翻转，这样一来，腰肌、髋肌、臀肌，甚至胸肌、腹肌等肌肉群均可参与其中。

这种运动不仅能增强肌肉、骨骼的运动功能，还能够有效预防一些血液回流障碍性疾病的发生，尤其是在办公族身上常见的下肢深静脉血栓等疾病。

在进行踢毽子这项运动时，须讲究"眼观脚踢，全身着力"。伴随着毽子的起落，参与者要眼明脚快，灵活转身承接。在这个过程中，脊椎各关节的屈伸得以有序进行，深浅层肌肉及颈前颈后肌肉的张力得到有效调节，则避免了椎关节的僵硬，同时增强了关节的稳定性，预防了颈椎病的发生。

此外，踢毽子时双上肢需有节奏地摆动，从而使肩背部肌肉和关节得到锻炼，对于中老年人而言，这具有较好的防治肩周炎的作用。与此同时，踢毽子需要心到、眼到、脚到，人体各部位相互配合，反应灵敏，动作迅速，也是一种"换换脑子"的方式。这种运动对调节高级神经活动、缓解心理压力大有裨益，有助于改善办公族的亚健康状态。

关于踢毽子，还可举办各种规模、各种形式的比赛，如计数比赛、花样比赛和难度比赛等，比赛方式可包括单人踢、两人对踢，以及集体踢或传踢等。参与者们轮流来接，身体或稳健踢击，或灵动闪接，不仅能激发个人的责任感和积极性，也能培养团队友好协作、团结进取的精神，以及争先创优的斗志。

在活动开展的过程中，参与者彼此间的谦让、回转及欢声笑语、加油鼓劲等，均可营造出一种融洽、热烈的气氛，使人心情愉悦，忘却一切烦恼。

小贴士

踢毽子的注意事项

首先，在开始踢毽子之前，请换上适合运动的装备，并选择一个平坦的小广场作为练习场地。其次，进行充分的热身运动，以确保身体各部位得到适当的活动。在练习过程中，建议先从基础动作（如单脚踢）开始，然后逐步提高难度，交替使用左右脚进行练习，以促进身体各部位的平衡。

在踢毽子时，须保持身体放松，双脚自然站立，膝盖微弯，身体微前倾；双手自然下垂，同时收腹、挺胸、抬头，眼睛紧盯毽子的运动轨迹。发力时，动作要轻巧自然，避免膝关节的突然旋转。动作幅度应由小到大，速度则由慢到快。在运动过程中，要保持稳定的站姿，并灵活调整脚步，以维持身体平衡。

此外，请务必高度集中注意力，以及时应对毽子的飞行轨迹和其落点的变化。同时，还要特别注意避免在争抢过程中发生误伤事故。

遵循以上这些指导原则，能够使我们更安全、更有效地进行踢毽子运动。

重九感秋意，爬山增长寿

重阳节，这个古老而温馨的节日，每年总是伴随着秋天的凉爽和菊花的芬芳而到。阴历九月初九，古人将其定为登高望远的日子，不仅因为它是辞别满目绿色、迎接冬日的时节，更因为它蕴含着深邃的养生哲学。

在这个季节，天空格外清澈，空气中弥漫着树木和泥土的清新。古人认为，秋天的山峦是大自然最慷慨的馈赠，那里有着最纯净的空气和最充足的负离子，被称为“空气维生素”。这些负离子不仅净化了空气，还具有抗菌的功效，对增强人体肺功能、帮助消化、镇定神经、缓解失眠，以及促进乳酸代谢都有着不可小觑的作用。

山林逸兴，可以延年。中医讲究气血的流通，认为气血是生命活动的物质基础。登山时，人体的活动量增加，血液循环也随之加快，有助于气血的顺畅流通，从而增强人体的活力。

登山是一种消耗体力的活动，它能够刺激人体消化系统，增强脾胃的消化吸收能力。中医理论认为，脾胃是后天之本，是人体气血生化的源泉，因此，登山对维持脾胃健康具有重要意义。

中医理论还认为，人体的健康状态与经络的通畅程度密切相关。登山运动能够活动全身肌肉，促进经络气血的流动，预防肌肉萎缩和关节僵硬，保持身体的柔韧性和活力。

在阳光明媚的日子里进行登山，可吸收自然界的阳气，帮助人体提升活力；同时，于山林之间呼吸清新空气，也有助于人体宁静心神，达到阴阳平衡的状态。选择一座树木葱郁、水源充沛的山峦，是重阳节登山的关键。山中的树木不仅能为登山者提供清新的空气，还蕴含着对身体有益的物质，这些物质在无形中为人体健康提供保障。若山里正好有瀑布，水声潺潺，则更为登山之旅增添了一份宁静与和谐。

登高望远，我们的视野也随之开阔。站在山顶，放眼望去，是一片片金黄的稻田，是一层层连绵的山峦，是秋日里一缕缕温暖的阳光。这样的景色，让人心旷神怡，仿佛所有的烦恼都随着山风飘散。在重阳节这一天，除了登山，还有许多其他的习俗活动，比如赏菊、佩戴茱萸、吃重阳糕等，这些习俗不仅丰富了节日的内容，也体现了古人对健康和长寿的追求。赏菊，是对秋天最美的赞美；佩戴茱萸，是为了驱邪避祸；而吃那一块块香甜的重阳糕，则是对家人团聚的期盼。

重阳节登山，是一种文化的传承，更是一种生活的态度。它教会人们顺应自然，顺应天时地利，通过与自然的亲密接触，达到身心的和谐。在这一天，我们无论身处何地，都应该抽出时间，去感受大自然的美好，去体验古人的养生智慧。

秋天的山，不仅是一幅美丽的画卷，更是一本充满智慧的养生宝典。让我们在重阳节这一天，带着对自然的敬畏、对古人智慧的尊重，去登山，去感受，去收获一份健康和快乐吧！

小贴士

重阳登山“五注意”

1. 做好功课，安全为先

在出发前，应当做好充分的准备工作。选择那些自己熟悉且安全的山峦，了解山上的气候特点和游玩路线；选择在天气晴朗的日子出行，并提前获取可靠的天气预报。做好这些准备工作，是对大自然的敬畏，也是对自身安全的负责。

2. 结伴而行，共享旅程

登山不是一趟孤独的旅程，而是一次集体的探险。人们结伴而行，不仅能够消除途中的孤单和乏味，更能够在遇到困难时互相照应。在重阳节这一天，与家人、朋友一起登山，可分享快乐、增进感情，从而带给身心额外的收获。

3. 适宜装备，舒适体验

穿戴轻便、防滑的平底鞋，选择适合的运动服装，这些都是为了让登山者能够更加舒适地享受登山的过程。同时，也要注意山里早晚的温差，及时增减衣物，以防感冒。

4. 合理饮食，润秋燥

在登山前，喝一杯温开水，补充水分。登山途中，适时吃一些新鲜的水果，如梨、苹果、柿子、香蕉等，不仅能够润秋燥，还能够提供人体必要的能量。在用餐时，选择背风的地方，先休息一会儿再进食，有助于刺激人体食欲和促进消化。

5. 适时休息，保持体能

在登山的过程中，要根据自身的体力情况适时休息。对于老年人和体弱者来说，这一点尤为重要。休息时，可以吃一些食物，以补充能量，有助于保持体能，防止因过度疲劳而引发不必要的伤害。

冬天动一动，少闹一场病

俗话说:“冬天动一动，少闹一场病; 冬天懒一懒，多喝药一碗。”在冬季，保持户外锻炼的习惯，有助于提高人体大脑皮层的活跃度，强化中枢神经系统的体温调节功能，使身体能够适应寒冷的气候环境，并逐渐适应寒冷的刺激，从而有效提升抗寒能力。因此，坚持在冬季锻炼的人通常较少患上贫血、感冒、扁桃体炎、气管炎及肺炎等疾病。

冬季，作为一年中的蛰藏时节，人体的代谢速率相对减缓，因此，在进行锻炼时，需注重内心的宁静与专注。在寒冷的冬日开展锻炼活动，务必做好充足的准备活动。此时气温较低，人体体表血管会收缩，血流速度相应减缓，肌肉的黏滞性增强，韧带的弹性和关节的灵活性下降，从而增加运动损伤的风险。因此，在进行锻炼前，可进行慢跑、擦拭面部、鼻部浴、拍打全身肌肉、活动手臂及下蹲等准备活动。特别是进行冬泳前，须确保充分的预备活动，通过慢跑、全身按摩等方式激发全身各部位的生理功能，提升人体中枢神经系统的活跃度和应变能力。

在进行体育锻炼时，运动量的增加应循序渐进，尤其在进行跑步锻炼时，要避免进行突然性高强度的长跑运动。建议先进行一段时间的小跑，以活动肢体和关节，待身体慢慢适应后，再逐步加大运动量。若在锻炼过程中，感觉全身充满活力，精神饱满，体力与脑力得到提升，同时食欲和睡眠状况日趋变好，则表明此时的运动强度适宜。然而，若出现人体乏力、精神不振、疲劳过度、食欲减退，甚至对锻炼产生厌恶的情况，则应及时调整运动量，或考虑更换成其他形式的锻炼方式。

运动换气宜采取鼻吸口呼的方式。因为鼻腔黏膜有血管和分泌物，能对吸进来的空气起到加温作用；鼻腔的鼻毛和鼻分泌物能阻挡空气里的灰尘和细菌，对呼吸道起到保护作用。随着运动量的增大，若只靠鼻吸气而感到憋气，可用口帮助吸气，口宜半张，舌头卷起，抵住腭，让空气从牙缝中出入。

针对坚持冬季长跑的人群须提醒，要注意冰雪路面，防止摔倒。在冰封雪飘大雾天气，可选择在室内、凉台或屋檐下原地跑步，这样既能达到养生的目的，又可避免发生意外。此方法同样适用于居住在闹市且无锻炼场地的人群。而在有大风、大雾、大寒、冷高压的早晨，低层空气污染较为严重，露天锻炼并不适宜。

在冬季进行运动锻炼时，保暖防冻也至关重要。清晨室外气温较低，建议多穿衣保暖，待做好准备活动、身体暖和后，再逐渐脱去厚重的衣裤进行锻炼。锻炼结束后，要迅速穿好衣裤，保持体温衡定。特别是冬泳后，应立即用柔软、干燥的浴巾迅速擦干全身，搓红皮肤，穿衣保暖，防止寒邪入侵。

在冬季的几个月里，建议遵循“早睡晚起”的作息规律，日出后进行锻炼，即“必待日光”。然而，受到工作时间的限制，人们往往无法等到早晨七八点钟，即日出后才开始锻炼，这样的话，可以在傍晚六七点钟进行。但需注意，这个时段并不适宜在森林中锻炼，因为此时森林在大量释放二氧化碳，对人体有害。至于冬泳，最佳时间是午饭后一小时，此时气温较高、湿度较低，有利于减缓体温散失，从而延长锻炼的持续时间。

小贴士

在冬季进行锻炼时，务必严格把控锻炼强度，避免过度消耗身体能量。须根据个人身体状况，有针对性地选择适合自己的冬季锻炼项目，如慢跑、散步、练太极拳及剑术等。

冬练“三九”，生命长久

俗话说“三九四九，冻死猪狗”，进入“三九”，则意味着一年之中最冷的时间段来临。在这个时节进行运动，既能增强人体抗寒力、免疫力和心肺功能，也能达到控制体重的效果。

实践证明，坚持冬季锻炼的人不仅抗寒能力强，而且感冒、支气管炎、肺炎等常见疾病的发病率也较低，还能预防骨质疏松症。因此，民间有“冬天动一动，无病痛相随；冬天懒一懒，药食难填补”的说法，这强调的是冬季锻炼的重要性与益处。

“三九”日短夜长、阳光减弱，人体的生物钟可能受到影响，从而导致生物节律失衡和内分泌失调。为应对这些变化，加大户外活动力度及增加日光照射显得尤为重要。阳光中的紫外线能够促进皮肤上的初级维生素 D 转化为活性维生素 D，这对维系心血管系统和骨骼组织的健康具有重要作用。此外，适度的户外活动还能刺激涌泉穴等脚掌穴位，从而有益于心血管系统的运作，加强中枢神经系统的体温调节功能，帮助身体适应寒冷环境，提升抗寒能力。

然而，锻炼并非一蹴而就，需根据个人的年龄、体质和健康状况选择适宜的运动方式来开展。年轻人可选择进行跑步、球类、游泳等高强度运动，既能提升身体素质，又能带来愉悦的心情。中年人则适合选择快走、慢跑等低强度运动，这些运动有助于舒缓心情、提升精神状态。对于年老体弱者和少年儿童而言，太极拳、健身操、散步等温和运动为最佳之选，它们既能使人锻炼身体，又可避免过度劳累。此外，合理的运动锻炼有助于某些慢性疾病的痊愈，可让人不需依赖药物治疗。

家务劳动亦是一种良好的锻炼方式，如买菜、洗衣、拣菜、洗碗，或打扫卫生、做饭等日常活动，皆能锻炼身体各部位。据报道，从事 1 小时家务活动可消耗约 285 千卡热量，相当于每小时步行 5 公里的锻炼效果。有些家庭主妇甚至将爬行健身法应用于家务劳动中，如跪地用抹布擦地板等，这样既完成了家务，又锻炼了身体。

对于脑力劳动者和老年人来说，一些简易有效的健身方法同样值得尝试。例如，用木梳或手指梳头，可以刺激头皮，促进局部血液循环，松弛头部神经，调节经络，达到消除疲劳、强身益寿的效果。这些简单的运动不仅不需要什么特殊的设备，不需要花费什么金钱，而且随时随地都可以进行。

冬季，在进行锻炼时，还需要注意一些细节。首先，运动前的热身活动是必不可少的，它可以避免肌肉拉伤或关节挫伤。其次，运动时应穿戴适宜的衣物，既不能过厚，以免影响运动，也不能过薄，以免受凉。再者，运动后，要及时擦干汗液，更换衣物，防止热量散失。此外，如果患有感冒或发热，则应该避免剧烈运动，以免加重病情。

小贴士

表9 冬练“三九”，三宜三不宜

建议	原因
时间宜晚不宜早	在“三九”时节，建议老年人推迟晨炼的时间，至日出后再进行。这是因为日出后气温逐渐升高，空气中的污染物浓度降低，同时有阳光的照射，也有助于避免人体受寒
运动量宜小不宜大	对于老年人群而言，运动锻炼应循序渐进，逐步提高运动强度，避免进行突然性高强度运动，以免意外事故发生。锻炼之前，务必进行充分的准备活动。由于冬季气温较低，血液流动速度减缓，肌肉、关节及韧带的弹性和灵活性下降，人体易于遭受运动损伤，因此老年朋友的运动量应适度控制。在严寒的“三九”天，可选择太极拳、健步走、保健操等温和的运动项目进行锻炼
吸气宜鼻不宜口	采取鼻吸口呼的呼吸方式为佳，这是因为鼻腔在吸气过程中能对空气进行加湿和升温处理，同时还能过滤灰尘和细菌，起到保护呼吸道的作用

第四章

生活智慧

起居有常，寿命自长

一日不寝，十日不复

中国有句古话叫“一日不寝，十日不复”，就是说，人体如果一个晚上没有得到好好休息，用十个晚上都难以补回来。

长期睡眠不足，生命便会逐渐衰竭，直至死亡。《黄帝内经》说：“故阳气尽则卧，阴气尽则寤。”在中医理论中，睡眠被视为一种人体阴阳交替的现象，其规律应与自然界太阳的升降出入保持一致。清晨，太阳初升，人体投入劳作与生活，此为人体阳气生发的过程。随着午后太阳光热的减弱，人体阳气也逐渐减退。当夜幕降临，阳光消失，人体阳气内敛，进而进入睡眠状态，此为人体阳气回归阴分的过程。若持续熬夜，全天 24 小时不休息，便会打破人体阴阳交替的规律，且不能仅通过次日增加睡眠时间就能得以缓解。

南宋周守中所著的《养生类纂》称：“凡入夜则血归于肝，肝为宿血之脏，过三更不睡，则朝旦面色黄燥，以血不得归故也。”现代医学的观点认为，睡眠是对机体的一种保护性抑制作用，有助于维持生命节奏的正常运转，并增强免疫力。充足的睡眠可以提高免疫力。在睡眠过程中，人体会释放一种叫“细胞因子”的物质，它可以增强人体的免疫系统功能，帮助抵抗疾病。如果人体长期睡眠不足，免疫系统就不能得到有效的恢复和修复，容易情绪波动、焦虑忧郁，身体抵抗力更加下降，从而诱发多种疾病，比如神经衰弱、感冒、胃肠疾病、注意力不集中和记忆力减退等。

当然，日常生活中，难免会遇到加班、熬夜等现象，我们应怎样正确补眠呢？

许多人在节假日倾向于长时间睡眠，直至中午时分才起床，以弥补工作日中所缺失的睡眠。然而，这种做法除了打乱人体生理作息，对消除疲劳并无助益，反而可能导致醒后精神不振。因此，若熬夜导致疲劳不堪，建议在白天短暂小憩，夜间提前入睡，并于翌日按照平日习惯的时间起床，如此方能真正达到休息的目的。

高质量的睡眠十分难得，那么该如何保持高质量的睡眠呢？

最重要的是保持规律的作息时间，每天维持固定的睡眠时间和起床时间可以帮助人体养成良好的睡眠习惯。一般说来，成年人每天需睡 6 ~ 8 个小时。要想提高睡眠质量，最重要的是要睡“子午”觉。子时是 23 时至凌晨 1 时，此时阴气最盛，阳气衰弱；午时是中午 11 时至 13 时，此时阳气最盛，阴气衰弱。中医学认为，子时和午时都是阴阳交替之时，也是人体经气“合阴”与“合阳”的时候，睡好“子午”觉，有利于人体养阴和养阳。

当然，创造良好的睡眠环境也很重要，保持室内的安静和舒适，保持适宜的温度和湿度，选择适合自己的枕头和床垫，都能对睡眠的质量有所改善。此外，还要避免在睡前过度使用电子设备，避免饮食过度和饮水过量，以免影响睡眠质量。

小贴士

表 10 改善睡眠品质建议

建议	解读
保持生活规律	养成规律性的作息习惯，每日按时就寝和起床，睡前保持心境平和，避免躁动不安
睡前饮食适度	晚餐以七分饱为宜，避免睡前过量进食，以免加重胃肠负担，影响入睡
营造舒适睡眠环境	卧室整洁、光线柔和、温度适中、空气流通，保证这些条件均有益于提高睡眠质量
每日热水泡脚	泡脚能促进脚部血管扩张，改善血液循环，有助于入睡
饮食调整	注重摄入有益于睡眠的食物，如葵花籽、大枣、蜂蜜、小米等，夜间可适量进食粥类，如小米粥、莲子粥、红枣粥、百合粥等。午后避免饮用浓茶、咖啡、可乐等刺激性饮料。睡前宜控制饮水量，以免影响睡眠
睡前避免饮酒	尽管乙醇能助人迅速入睡，但同时也会打乱睡眠规律和脑垂体的生物钟，影响睡眠中体力的恢复
戒烟	尼古丁会影响睡眠质量，即使是少量吸烟亦会影响正常睡眠质量
适度娱乐	避免在睡前观看紧张、刺激性的影视剧和体育比赛，更不宜谈论怀旧伤感或令人恐惧的话题
保持适量体力活动	体力活动与脑力活动相结合，才能对睡前身心健康产生积极影响

指甲常剪，疾病不染

在追求健康生活的道路上，一些不起眼的细节往往隐藏着致病的风险，如指甲。“指甲常剪，疾病不染”，这句民谚简洁地传达了一个重要的养生原则——保持指甲卫生，可以有效地预防疾病的传播。

指甲是人类身体的附属器官，其主要组成成分是角蛋白。指甲的生长过程可分为生长期、停滞生长期和脱落期三个阶段。其中，生长期的指甲约占指甲宽度的 1/5，停滞生长期的指甲约占指甲宽度的 1/2，脱落期的指甲约占指甲宽度的 1/5。正常情况下，指甲每周约长长 0.1 毫米，每月约增长 1 毫米。

在指甲生长过程中，各种问题可能接踵而至，如指年断裂、分层、竖纹等，这些问题的发生很可能与个体的健康状况密切相关。例如，指甲脆弱、易断裂可能源于缺铁性贫血，指甲分层可能归因于内分泌失调，竖纹指甲可能是因为精神压力过大。因此，关注指甲健康状况有助于及时察觉人体的潜在问题。

修剪指甲能有效防止细菌和病毒在指甲缝隙中滋生，降低感染的风险。夏季，由于气温升高，细菌繁殖速度加快，因此，定期修剪指甲对保持手部卫生至关重要。无论是儿童的探索性触摸，还是成人的日常活动，长指甲都可能成为病原体的携带者。因此，从小养成勤剪指甲的习惯，是预防疾病的重要措施。

在修剪指甲的过程中，按摩指甲周围的皮肤可以促进血液循环。同时，修剪指甲还能刺激甲床下的血管，有利于改善指尖的血液供应。对于心血管疾病患者而言，定期修剪指甲有助于预防手指发麻、肿胀等症状。修剪指甲还可以刺激指甲周围的免疫细胞，增强人体免疫力。免疫力是人体抵抗疾病的重要防线，保持免疫力强大有助于预防各类疾病。修剪指甲是一种良好的自我护理行为，有助于培养个人的耐心和细心。在修剪指甲的过程中，人们可以放松心情，享受这个过程所带来的愉悦。

中医认为，指甲是脏腑气血的外荣，与人体的脏腑经络直接相关。指甲的形状、大小、颜色等都能反映一个人的健康状况，以及潜在的健康危机。通过观察指甲的变化，我们可以进行一种简易的健康自测。时尚女性喜欢留长长尖尖的指甲，再涂上各种鲜艳的颜色，一双纤纤玉手在指甲的衬托下更显纤细动人。只是，美丽的效果虽达到了，被修饰后的指甲却可能易使人染上疾病。

随着年纪的增长，注重指甲的修剪尤为重要。老年人身体素质逐渐下降，对细菌侵害的抵御能力降低。若指甲过长，不仅涉及卫生问题，更可能对健康及身体保养造成威胁。

小贴士

如何正确修剪指甲呢？

1. 选用合适的修剪工具

在进行指甲修剪时，应选用锋利、干净的修剪器或指甲刀，避免使用过于钝化的工具，以防对指甲周围的皮肤造成损伤。

2. 确保指甲干燥

在修剪指甲前，务必保证指甲处于干燥状态。若指甲潮湿，可能导致修剪不整齐，甚至损伤肌肉引发感染。

3. 修剪角度与形状

修剪指甲时，应保持指甲钳垂直于手指，避免过度倾斜。修剪后的指甲形状宜为圆形或椭圆形，避免修剪成尖锐的形状。

4. 修剪次数与周期

通常情况下，每周修剪一次指甲即可。若指甲生长速度过快，可根据个人实际情况适当增加修剪次数。修剪指甲的周期不宜过长，以免指甲过长、过厚，影响美观与健康。

常洗衣服常洗澡，常晒被褥疾病少

衣服可视为我们的“第二层皮肤”，它不仅为我们遮羞、抵御风寒，还展现了我们的时尚和美丽。然而，衣服也是藏污纳垢的地方，尤其是贴身内衣，更是细菌滋生的温床。因此，勤洗衣服，尤其是勤洗内衣，是帮助人体切断细菌传播途径的第一道防线。

洗澡，不仅能够拂去一天的尘埃与疲惫，更是维护健康的关键环节。在沐浴时，人们借助肥皂和水流的力量，深入清洁肌肤，洗净汗垢油污，不仅有助于改善人体皮肤和肌肉的血液循环，达到舒筋活血、缓解疲劳的效果，更能使人体焕发神采，心境愉悦，睡眠质量得以提升。此外，因代谢功能和抵抗力得到增强，肌肤变得更加美丽。

被褥，作为与我们身体紧密接触的日常生活用品，对其进行清洁与保养至关重要。在睡眠过程中，人体会分泌汗水，若被子未能及时得到晾晒，汗水水分便滞留其中，导致棉花潮湿、变硬。此外，被子表面还会吸附空气中的细菌、尘埃等有害物质，以及肉眼难以察觉的螨虫，这些螨虫以人体自然脱落的皮屑为食，并分泌出可能引发人体过敏反应的物质。

在阳光充足时，将被褥晾晒于户外，利用紫外线强大的杀菌作用，短时间内便能消灭病毒、细菌和螨虫。同时，阳光的照射和空气的流动均有助于去除被子中的潮湿和霉味，使其保持干燥、蓬松。太阳光中的紫外线能有效减少附着在被褥上的细菌，为人体的健康保驾护航。因此，充分利用晴朗天气，将被褥置于阳光下晾晒、杀菌，既有利于保障人体睡眠质量，又有益于维护人体健康。

中医认为，勤洗衣服和洗澡体现了卫生和文明，与我们的身体健康紧密相关。洗衣服可以清除人体私密部位的细菌和脏物，洗澡则可帮助人放松身心、排毒、缓解酸痛、消除大脑疲劳等。

虽然洗澡有益于健康，但并不是洗得越勤越好。在干燥的冬季，每天洗澡可能会破坏人体皮肤的正常结构，导致皮肤干燥，因此，冬季每周洗澡两三次是比较合适的。

秋季风大灰尘多，空气干燥，此时，可以适当减少洗澡的次数。另外，应选择碱性较小或中性的浴液，并在沐浴后涂抹润肤、保湿的护肤品。还应每天多饮水，或在室内放置水盆或使用空气加湿器，以增加室内的湿度。

良好的卫生习惯，如勤洗衣服、洗澡和晒被褥等，是日常生活中简单而有效的养生方式。它们不仅能够帮助人们保持个人卫生，还能够预防疾病的发生，提高生活质量。

小贴士

衣物清洗有技巧

1. 清洗油污衣物。及时用餐具洗涤剂等，滴数滴于油污部位，用力搓揉，使洗涤剂充分中和油污，随后用清水冲洗。

2. 处理衣领及袖口。先将衣物浸泡于含有洗衣粉的温水中，浸泡时长为 15 ~ 20 分钟，随后进行常规洗涤。

3. 清洗泛黄白袜。用洗衣粉溶液浸泡 30 分钟，随后进行常规洗涤。

4. 处理新鲜血迹。可使用水洗的方式去除各类织物上的新鲜血迹。清洗时，先用干净冷水揉洗，再用肥皂水或洗衣粉进行洗涤。若用热水洗涤，反而无法清除，且可能导致衣物上残留痕迹。

5. 洗涤衣物上的新鲜酱油渍。先用冷水搓洗，再用洗涤剂清洗。对于陈旧酱油渍，可在洗涤剂溶液中加入适量氨水进行清洗，或采用 2% 硼砂溶液清洗，然后再用清水漂洗。

无事勤扫屋，强过上药铺

整洁的环境是居住最基本的要求，是保持人体健康的基础。早在甲骨文中，就有“帚”一字，表明在殷商时期，我国已有使用扫帚进行庭院打扫的实践。古籍《礼记》中记载：“凡内外，鸡初鸣……洒扫室堂及庭。”此番描述生动地展示了两千年前，我们的祖先已遵循卫生原则，采用湿式除尘法进行清洁。民间谚语如“屋里屋外勤打扫，身体健康生产好”“蚕要朝朝除沙，地要朝朝扫洒”“脸不常洗生油腻，屋不打扫起灰尘”“扫地可爽心，清洁能提神”“病灾不染清洁地，幸福常临健康家”等，皆强调清洁、卫生对于生活的重要性。此外，“二十四，扫房子”的习俗更是深入人心。人们习惯在每年春节前夕进行大扫除活动，以迎接新年的到来。这些谚语及习俗对民众培养讲究卫生、预防疾病的生活方式具有深远的影响。“无事勤扫屋，强如上药铺”，深刻地揭示了环境整洁与个人健康之间的紧密联系。在现代社会，随着生活节奏的加快，人们往往忽视了生活中这些简单而有效的养生智慧。

一个干净、整洁的居住环境可以有效减少病菌的滋生。灰尘和杂物堆积，不仅会影响居住环境的美观，还可能成为细菌和害虫滋生的温床。定期打扫卫生，保持室内空气流通，可以减少人体患上呼吸道疾病的风险。同时，清洁的过程本就是一种身体活动，可以锻炼身体，增强体质。

环境的整洁有助于心理的健康。杂乱无章的空间会给人带来压力和焦虑感，而一个井然有序的环境则能够让人心情舒畅、精神愉悦。心理上的舒适感对人体健康同样重要，它能够减轻压力，提高生活质量。

培养良好的整理习惯也是提升生活品质的重要途径。在日常生活中，我们可以通过简单的分类存放、定期清理等方法，使家中物品放置井然有序，这不仅能够节约我们寻找物品的时间，还能让生活更有条理，从而留出更多时间来关注自身的健康。

此外，勤扫房屋还能够培养责任感和自律性。家是每个人生活的最小单位，维护家的干净与整洁不仅是对自己负责，也是对家人的一种关爱。通过这日常实践，我们可以在无形中培养自己的责任心和锻炼自我管理能力，这对个人的全面发展极为有益。

当然，勤扫房屋只是养生的一个方面，真正的养生是一个全面的概念，它包括合理膳食、适量运动、充足睡眠，以及良好的心态等多个方面。但是，作为最基本也最为容易实现的一步，勤扫房屋无疑是构建健康生活方式的重要一环。

小贴士

打扫房屋的顺序

1. 先整理收纳，再进行清洁。

在进行家庭清洁之前，首先需学会断舍离，将物品整理、收纳妥当，再对家中的各类物品进行擦拭，如此方能提高清洁效率，达到事半功倍之效。

2. 先卧室，最后厕所。

打扫房间时，应按照卧室、客厅、厨房、厕所的顺序进行。作为最私密的空间，卧室对卫生要求较高。若先打扫厨房或厕所，可能会将油污和细菌带入卧室，因此应首先打扫卧室，再清理厕所等。

3. 从上至下进行清洁。

除厨房外，在打扫其他房间时，应遵循从屋顶、墙壁、玻璃、家用电器，再到家具物品、地面的顺序进行清洁。

温水刷牙，健牙固齿

牙齿作为人体的重要组成部分，其健康直接影响到我们的生活质量。孙思邈在记录刷牙的过程时，曾写道："每旦以一捻盐内口中，以暖水含，揩齿及叩齿百遍，为之不绝，不过五日，口齿即牢密。"

刷牙是日常生活中最基本的牙齿护理方式，然而很多人并没有真正掌握正确刷牙和细致刷牙的方法。

科学研究表明，人的牙齿在 35 ~ 36.5℃的口腔温度下方能进行正常的新陈代谢。如果经常给牙齿以骤冷骤热的刺激，就会直接影响牙齿的正常代谢，甚至可能导致牙龈出血、牙龈痉挛或其他牙病的发生，缩短牙齿的寿命。

科学家通过研究发现用温水刷牙有利于牙齿的健康。相反，长期用凉水刷牙，可能会导致牙齿过早衰老。日本的一项调查显示，牙齿的寿命平均比人的寿命短 10 年，这在很大程度上是"凉水刷牙"这一不良习惯所造成的。

实践证明，35℃左右的温水是一种最为优良的口腔保健剂。用这个温度的水漱口，既有利于保护牙齿，也有利于保护咽喉和舌头，还能清除口腔里的细菌和食物残渣。

民间谚语曾说："冷水洗脸，美容保健；温水刷牙，健康固齿；热水泡脚，胜吃补药。”这话强调了“温水刷牙”的重要性。有关资料显示，中国近八成成人存在牙齿问题，牙齿健康达标的不足 1%，造成这种现状最主要的原因是日常生活中人们对牙齿的保护不够周到，没有认识到牙齿健康的重要性。

“太山不让土壤，故能成其大；河海不择细流，故能就其深”，这句话揭示了凡大事都是由小事积累而成、伟大的事业需要注重每一个细节的道理。在日常生活中，我们从刷牙这件小事就能看出一个人的生活习惯和健康意识。刷牙看似小事，却关系到我们的牙齿健康和生命质量。只有把握好每一个细节，才能守护我们的健康，成就一生的幸福。

小贴士

刷牙注意事项

1. 坚持早晚刷牙，注意每次刷牙的时间不能少于 3 分钟。

2. 刷牙最好不要采用横刷的方式，要对准牙菌斑部位仔细刷干净。口腔结构较为复杂，刷牙要刷到牙齿的每个面向，即外面、内面、颌面，顺着牙缝刷（竖刷）。有条件的还可以使用电动牙刷，以更好地进行牙齿清洁。

3. 漱口水不需要天天使用，尤其是对于有口腔炎症者而言。漱口水不能代替刷牙的功效，每天认真、仔细地刷牙才是对口腔最好的保健方法。

4. 刷牙前须将牙刷沾水，使泡沫更丰富，有助于好好刷牙。不过一些特殊的美白、脱敏牙膏可能不太适合沾水，使用前可仔细查看说明书。

齿宜常叩，津宜常咽

牙齿坚固堪称人体健康之象征。所谓叩齿，即通过上下牙齿有节奏地相互击打，从而实现自我保健的方法，通常也称为“叩天钟”。正如清朝医者尤乘在《寿世青编》中所述：“齿为筋骨之余，常宜叩击，使筋骨活动，心神清爽。”

中医经典《类经》说“肾主骨，齿者骨之余”“肾藏精，骨藏髓”。《黄帝内经》中说肾气实，发长齿更，由此可见，人体的骨骼质量有赖于骨髓的营养，而骨髓为先天之本——肾精所化生。肾精衰少，则不能充养骨髓，代表“肾之标，骨之本”的牙齿就会受到损害，导致松动、质蚀，严重者会产生病变，甚至脱落。

牙齿作为人体最坚硬的部分，叩齿能强化肾脏、增强骨骼。相传这是达摩祖师传下来的方法。实践叩齿法需精神放松，可闭目调息，接着口唇轻合，有节奏地交替叩击上下牙。先叩击两侧大牙 36 次，再叩击门齿 36 次，每日三次。在叩击的过程中，须注意力度、速度适中，不能过猛，频率适当，以轻松、自然为宜。叩齿是一种简便的健身方法，须长期坚持才能收到理想效果。《陆地仙经》就有“睡醒时叩齿三十六通，永无虫牙之患”的记载。

现代医学研究证实，有规律地进行叩齿运动具有多种益处。首先，它能强化肾脏功能，巩固精气，调节阴阳平衡，促进局部气血运行，疏通经络。其次它还有助于维持和增强咬肌及牙齿根基部的整体机能，延缓因老年性机体萎缩所导致的面部凹陷现象。再者，叩齿能够极为有效地增强牙周黏膜组织纤维结构的韧性，提高牙齿的抗龋能力及咀嚼功能，它还有助于促进口腔、牙床、牙龈及整个牙齿的血液循环，增加唾液分泌量，改善口腔状况并充实相关组织的营养，增强牙齿的抗病和抗菌能力。因此，长期叩齿能使牙齿变得更为坚固、排列整齐、色泽洁白，且光泽饱满。

在完成牙齿叩击后，可进行咽津的动作。具体操作是：将舌头紧贴上下牙床、牙龈及牙面，进行顺时针 9 次、逆时针 9 次的搅动，当口中产生较多唾液时，不要立即咽下，而是继续搅动，直至唾液满口；接着用口中唾液进行漱口，共计 36 次；最后，将唾液分为三小口缓慢咽下，使咽喉感觉得到滋润，再将其吞入腹。

中医认为，津液是人体的重要体液之一，它不仅可以润泽口腔，还参与身体的水液代谢，对维持生命活动至关重要。津液的生成，与脾、肾等脏腑功能密切相关，是体现人体健康状况的一个窗口。西医从生理学的角度分析了津液的作用，指出人体的口水不仅可以清洁口腔和牙齿，预防口腔疾病，还能够帮助消化食物，通过润滑作用保护消化道，减少食物对消化道机械性的损伤。在道家气功的修炼体系中，津液被视为炼精化气的必需材料，是内功修炼中不可或缺的一环。人体通过特定的修炼方法，可以提升津液的数量和质量，进而促进人体健康和精神充沛。民谚“朝暮叩齿三百六，七老八十牙不落”说的就是这个意思。

此套养生法可以在早晨起床后、午饭后、睡觉前各做 1 次，每次做 3 分钟左右，站立、坐着均可操作。

小贴士

定期食用干果有助于锻炼牙齿，实现与齿宜常叩一样的功效。同时，咀嚼干果的过程能促进唾液分泌，达到津宜常咽的目的。此外，干果中的丰富营养物质对人体具有滋养作用。干果种类包括花生、葵花籽、板栗、核桃、榛子、大枣、开心果、葡萄干、话梅、杏仁、无花果等，建议每天适量食用。

要想寿而安，须减夜来餐

晚上，瞧瞧街边热闹的大排档，便可知现代人有多流行过夜生活。消夜，不仅仅是食物，更是一种生活的情趣。然而，这种情趣背后，却隐藏着对健康的威胁。俗话说："晚餐少一口，能活九十九。"我国古代许多医学家和养生家大多主张晚饭要少吃或不吃。《老老恒言》中就说："日中而阳气隆，日西而阳气虚，故早饭可饱，午后即宜少食，至晚更必空虚。"

按中医的十二经气血流注推算："寅时气血注入肺，卯时大肠辰时胃，巳脾午心未小肠，申属膀胱酉肾位，戌时心包亥三焦，子胆丑肝各定位。"可知，气血是在辰巳之时流注胃脾两经的，而此两经主消化吸收，时间大约是在上午 7 ~ 11 点，所以中医养生理论认为，在这两个时段进食，有利于食物的消化吸收。而到了晚上，气血流注心包、三焦、肝胆诸经，这时应该让胃肠得到足够的休息。

俗话说："早饭好一点儿，晚饭早一点儿。"有关研究表明，晚餐早吃可大大降低尿路结石病的发生率。人体排钙高峰通常在餐后 4 ~ 5 小时，若晚餐吃得过晚，当排钙高峰期到来时，人早已躺倒入睡，此时尿液便会潴留在输尿管、膀胱等尿路中，因不能及时排出体外，致使尿中的钙含量不断增加，沉积下来形成小晶体，久而久之，就会形成尿路结石。

所以，晚餐进食时间最好安排在 18 点左右，20 点之后不再进食，这样可以避免尿路结石等疾病，有利于维持身体健康。

现代医学认为，下午和夜间至少须有 14 个小时为几近禁食的状态，这才利于体内激素分泌。夜间，人体的饥饿状态会刺激生长激素的分泌，从而延缓衰老。相反，晚饭吃得太饱不但会加重消化负担，还会导致有助睡眠的褪黑激素分泌量减少，而褪黑激素能支持细胞再生、促进肌肉生长、阻止脂肪堆积、降低体温，促进睡眠。因此，控制晚餐的摄入量对人体的健康和延缓衰老进程具有重要影响。

此外，晚餐吃得太饱或太晚，也会影响睡眠。一般来说，晚上是人体休息和精力修复的时间，如果吃得太多，人体就必须要提供能量用于消化，从而导致各器官运作的不协调。晚间，摄入过量的优质食物会刺激肝脏合成更多低密度和极低密度的脂蛋白。这两种脂蛋白在人体进入睡眠、新陈代谢及血液流速明显降低时，不仅会把过多的血清胆固醇运载到动脉壁上堆积起来，造成动脉粥样硬化、冠心病、高血压等疾病的发生，还会使血脂浓度猛然升高。这些脂肪除了沉积在血管壁，还可直接栓塞血管，导致心、脑、肾的脂肪栓塞症。

须注意的是，人在躺卧后，过度饱胀的胃部会压迫肝脏、胰脏，致使胆管、胰管压力增高，极易造成胰管及胰腺腺胞破裂，或胆汁受压迫而逆流，引起胰腺水肿、出血及坏死，最终导致胰腺炎，引起休克。如抢救不及时，甚至会造成猝死。因此，俗语才说："要想寿而安，须减夜来餐。"

可见，晚餐吃得合适才能达到健康长寿的目的，故要遵循"早饭要早，中饭要饱，晚饭要少”的原则。但晚餐并不是盲目地吃得越少越好，这里的“少”更多还是指食物所含的热量，而不是单纯指餐食的数量。因为晚餐与第二天早餐相距的时间较长，如果腹内空空，则会产生饥饿感，从而影响睡眠质量。但晚餐一定要偏素，以富含碳水化合物的食物为主，可吃些含纤维素多而热量较低的粗粮、蔬菜，少吃或不吃高脂肪、高热量的食物。这样既能保证身体的健康，又能养成良好的生活习惯，有助于实现长寿的目标。

小贴士

保持营养平衡的三大营养素

健康饮食要做到营养均衡，确保膳食结构合理，即各类食物所含营养素须种类齐全、数量充足、比例适当，以维持人体营养均衡。三大营养素——蛋白质、脂肪、碳水化合物在食物总热量中的百分比分别应为 10% ~ 15%、20% ~ 30%、60% ~ 65%。

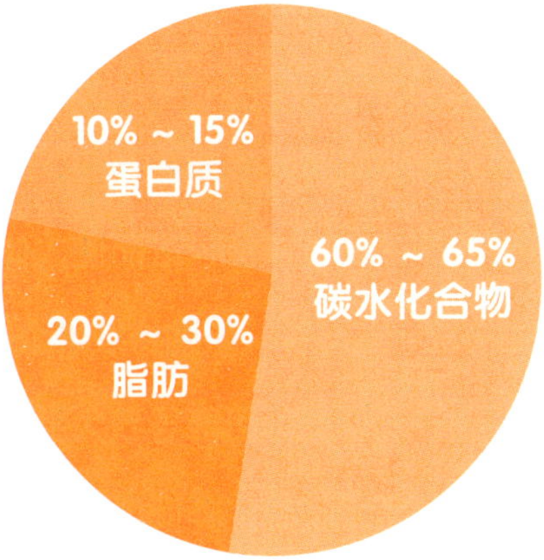

图 3 三大营养素供能比例

中午睡觉好，犹如捡个宝

在快节奏的现代生活中，午睡逐渐成为许多办公族的日常习惯。午餐后小憩不仅能缓解上午工作的疲劳，还能为下午的工作注入新的活力。研究发现，午睡是睡眠效率最高的形式之一，它不仅能维持人体大脑清醒，还能显著提升工作效率。然而，许多人都有这样的体验：若午休时间过长，反而会感到越来越困。在这种情况下，若强行起床，可能会出现头晕、视力模糊、全身不适等，长时间无法集中注意力，从而导致工作或学习效率降低。

事实上，一般来说，人们在入睡 30 分钟后，会从浅睡眠阶段进入深睡眠阶段。此时，大脑各中枢神经的抑制程度加深，脑组织内许多毛细血管暂时关闭，导致流经脑组织的血液相对减少。在此状态下，人体被唤醒，大脑皮层尚未解除抑制，关闭的毛细血管亦未重新开放，易造成大脑暂时性和相对性供血不足，引发一时的神经功能紊乱，进而使人体感到全身不适，甚至更加困倦。这种症状短则持续十多分钟，长则持续半个多小时才能缓解。

大脑是人体的指挥中心，长期疲劳可能导致大脑发出错误指令，对健康构成威胁。午睡能让大脑得到充分休息，降低患脑部疾病的风险，并促进脑脊液分泌，帮助大脑“排毒”。

肝脏是人体重要的代谢器官，疲劳和熬夜可能损伤肝脏，降低其代谢能力，而午睡则能有效减轻肝脏压力，促进肝脏细胞的自我修复。

心绞痛等心脏疾病在中老年人群中较为高发，适当午睡能缓解心脏压力，降低心脑血管疾病发生的风险。培养良好的午睡习惯，能增强人体免疫力，修复受损的免疫系统，调节身体机能和提高睡眠质量。

睡眠过程是身体新陈代谢的旺盛时期，有助于改善人体肤质，使肌肤变得水润光滑。午睡能提高皮肤抗氧化的能力，促进血液循环，有助于皮肤自我修复和细胞更新。

午睡虽好，但也要注意方法。选择合适的环境，减少噪声干扰，放松身心，才能享受午睡带来的健康益处。

小贴士

表 11 午睡“睡法三则”

没有床怎么睡	可以考虑购置一款折叠躺椅或折叠床铺，午间休息时展开使用，闲置时则收纳起来。若空间有限，无法使用折叠设备，则建议尽量避免趴睡。推荐佩戴颈枕，借助墙壁等支撑物小憩片刻
时间紧怎么睡	德国一项研究显示，短短 6 分钟的睡眠便能提升记忆力，这短短的几分钟足够将短期记忆转化为长期记忆。即便午睡时间被压缩在 10 ~ 15 分钟，依然能够令人收获诸多健康益处。而且这种“短午睡”有助于人迅速清醒，提高工作效率
睡不着怎么睡	若午睡时难以入睡，不必强迫自己，闭眼休息也有益处。有时人可能并不感到困倦，无须强求入睡。可以先闭上眼睛，将注意力集中在呼吸上，减缓呼吸节奏。即使躺卧 20 分钟未入睡，身体也能在一定程度上得到恢复

冬不蒙首，春不露背

“冬不蒙首，春不露背”讲的是生活中两个常见的习惯，旨在提醒我们在不同季节要注意保护头部和背部，防止寒冷对人体造成损害。

“冬不蒙首”是指冬天天气寒冷，人们睡觉时为了保暖而习惯将头部捂在被子里，以为这样可以防止热量散失。然而，这种做法却有可能对身体造成负面影响。

众所周知，人为了维持生命，每时每刻都不能停止呼吸，即使睡着了也是如此。吸气时，吸入氧气，保证对全身各部位的氧气供应；呼气时，呼出二氧化碳，排出体内的代谢产物。因为人体细胞每时每刻都在进行着新陈代谢，所以每时每刻都需要氧气的供应。蒙头睡觉会影响人体呼吸，导致氧气摄入不足，二氧化碳排出不畅，这种长时间的缺氧状态必将严重影响体内细胞的新陈代谢，使各器官功能受到影响，损害身体健康。此外，夜晚蒙头睡觉还可能导致大脑代谢受到影响，使人在早晨醒来时精神不振、眼皮浮肿，甚至影响翌日一整天的工作状态和学习效率。

那么，为什么须“春不露背”呢？初春气候乍暖还寒，最难保养。这时人们看见万物复苏的迹象，以为天气暖和了，便开始脱去厚厚的冬装，穿上单薄的春装。殊不知，春天天气多变，冷暖交替，早晚温差较大，最易患上感冒和风湿病。人体背部，在中医学中被视为“背之阳”，又被誉为“阳脉之海”，是督脉经络主干的所在地，全面调控着人体的阳气。另外，人体背部分布着众多关键穴位，且神经纤维丰富，倘若背部保暖不当，风寒之邪便有可能通过背部经络上的诸多穴位侵入人体，损及人体阳气，破坏阴阳平衡，导致免疫功能减弱、抵抗力下降，进而诱发各种疾病，或使原有病情加重，甚至引起旧病复发。《摄生消息论·春季摄生消息论》中就记载了春末“不可令背寒，寒即伤肺，令鼻塞咳嗽”。

背部受寒时，寒气可通过脊神经影响上下肢肌肉及关节、内脏，引起机体各种不适，甚至导致疾病。特别是对于那些患有风湿病、腰椎间盘疾病、骨关节病、过敏性鼻炎、慢性支气管炎、支气管哮喘、十二指肠溃疡及心血管疾病的老年人来说，当背部保暖不良时，风寒容易从背部入侵而损伤阳气，令其生病，或使其旧病复发，导致病情加重。

春天外出时应加强防寒保暖。老年人可以多穿一件紧身的棉背心或羽绒背心，以保护背部不受寒冷侵袭。此外，冬天晒太阳时，应多晒背部，以提高背部皮肤对严寒的抵抗力。

外出遇到风口时，不要以背挡风，或背靠冷墙，以免寒气入背，最好选择有靠背的椅子就座。平时应多做背部按摩，即双手半握拳，多做擦背、揉背及捶背等动作；睡觉时，可以将热水袋放在背部取暖；半夜起床时，要注意披上一件厚衣服，以防背部着凉；颈椎不好的人，最好比别人早一点穿上高领毛衣，外出时围好围巾，注意颈部的保暖。如果感觉背凉、背痛，或者因背部受凉引起感冒、咳嗽，应及时就医。

小贴士

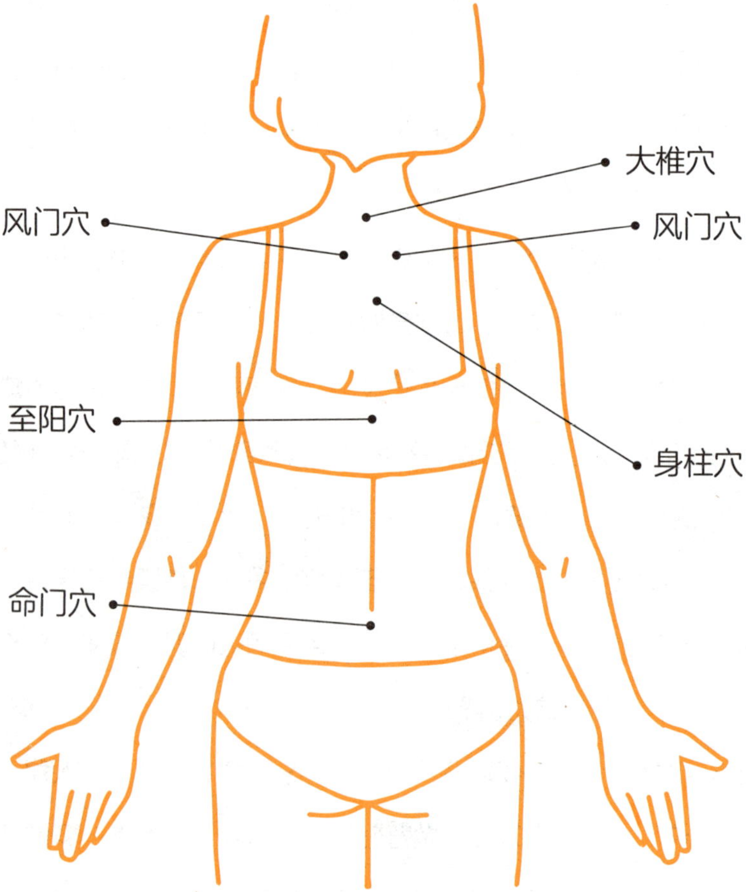

图 4　暖背艾灸穴位

暖背艾灸穴位注解

大椎穴

位置：颈部下端，第七颈椎棘突下凹陷处。

大椎穴位于督脉要冲，被称为“诸阳交汇之处”，为阳脉之入口。艾灸此穴，能疏导众脉，激发全身阳气，从而增强抵抗力。

风门穴

位置：背部后正中线旁开 1.5 寸，第二胸椎棘突下。

艾灸此穴常，被用于治疗一些外感风寒的疾病，如伤风、咳嗽、发热、脖子僵硬、胸背痛等。

命门穴

位置：背部正中线上，第二腰椎棘突下凹陷处。

命门穴位于督脉之上，被称为“生命之门”，具有极为重要的生理意义。艾灸此穴，可有效滋养人体元气、补充肾脏功能，同时固摄精气、增强阳气，从而旺盛命门之火，对维护人体健康具有积极作用。

身柱穴

位置：背部后正中线上，第三胸椎棘突下凹陷处。

身柱穴是人体督脉上的关键穴位之一，具有重要的温通和温补功效，能促进阳气运行，调整全身的阳气平衡。艾灸此穴，目的在于改善体质、增强机体生理功能，从而达到预防疾病、治疗病症，以及提升抵抗力的效果。

至阳穴

位置：背部正中线上，第七胸椎棘突下凹陷中。

督脉气血在至阳穴吸收热量后转化为天部阳气。本穴为阳之极致，艾灸此穴，有助于脾阳祛除湿热，对黄疸、胁肋疼痛、四肢重痛等症状具有治疗作用，对胸背疼痛的治疗更有着良好效果。督脉沿脊柱中部行进，本穴属于督脉，因此艾灸此穴还能治疗脊强证。

避风如避箭，坐卧须防患

风，看似无形无质，却以独特的方式影响着我们的生活。它时而温柔，如春天的微风轻拂；时而热烈，如夏日的热浪滚滚；时而萧瑟，如秋天的凉风习习；时而凛冽，如冬日的寒风刺骨。风的四季之变，恰如人生百态，时而平静，时而波澜。然而，当风的力量超出人体的承受范围时，它便有可能成为一种威胁，中医称之为“风邪”。

中医认为，风邪实为外感病症的先导，《黄帝内经》就有“风者，百病之始也”等生动的理论概括。历代养生文献对风有着很多载述。如《黄帝内经》“虚邪贼风，避之有时”，《类经》“故圣人避风，如避矢石焉”，《陶真人卫生歌》“尝闻避风如避箭，坐卧须当预防患，况因食后毛孔开，风才一入成瘫痪”，等等。

风邪，作为六邪之一，其特性在于无孔不入、无处不在，因此又被称为“贼风”。风为阳邪，其性开泄，具有升发、向上向外的特性，因此，风邪常伤及人体上部、肌表、腰背等“属阳”的部位，引发汗出、恶风、头痛、面部浮肿等症状。风性善行数变，风邪之病具有发病急、变化快、病位行走不定、症状变幻无常的特性，如游走性关节疼痛、皮肤瘙痒，以及“中风”的猝然昏仆等症。在中医理论中，风邪致病的特点是多变的，它既可以单独致病，也可以与其他邪气相结合危害人体。《黄帝内经》中说“风者，善行而数变”，即表明风性主动，致病多动摇不定。临床上的眩晕、震颤、四肢抽搐，甚则角弓反张等，多属风邪病变。内风则多由脏腑功能失调、气血逆乱而生，如肝风内动证、头目眩晕、四肢抽搐，甚则猝然昏仆、口眼歪斜、半身不遂等。

虽然风邪致病的特点多变，但只要我们了解其规律，就可以有效地防范。其中最为关键的是，我们要了解风邪致病的条件。风邪致病往往与气候变化的异常有关，如突然降温、升温、刮大风等。此外，当人体内正气不足时，也容易受到风邪的侵袭。因此，增强人体的正气是预防的关键。

那么，如何增强人体的正气呢？一方面，我们要保持良好的生活习惯，如规律作息、合理饮食、适度运动等，这些习惯可以帮助我们保持身体健康、增强抵抗力；另一方面，我们可以通过中医的调理方法来增强正气，如艾灸、拔罐、刮痧、针灸、推拿、中药等，以此帮助我们调整身体的气血平衡、增强抵抗力。

在预防风邪的过程中，重视清除体内积热至关重要。日常我们应多置身于空气清新的山林园林之地，尽情呼吸清新空气，排出体内郁热。此外，还可适当选择具有凉性物质且能解除内热作用的食疗佳品，如竹叶粥、菊槐绿茶饮等。

值得注意的是，风为春季主气，因此在多风的春季更须谨防风邪致病。首先，要注重防风避风，勿因天气渐暖而掉以轻心，在中午炎热时便过早脱去衣物；反之，应当适时增减衣物，预防“倒春寒”。白天保持室内通风，但夜间务必关好门窗，防止虚邪贼风侵入。此外，适当丰富人体营养，增加蛋白质和维生素的摄入，以增强抵抗力，抵御风邪。

小贴士

一种解除内热的食疗方法

竹叶粥

食材：竹叶 50 片，石膏 150 克，砂糖 50 克，粳米 250 克。

做法：先将 3 碗冷水倒入，文火煎石膏、竹叶；煎至 2 碗水时取出，待稍凉后滤去渣滓，放置片刻；再用上部澄清液煮粥，粥热后加入少量砂糖，即可食用。

功效：竹叶味甘微苦、性质寒凉，归心、胃、小肠经，可清解气分、生津止渴、清心除热、通利小便。

热水泡泡脚，胜似吃补药

中国人高度重视泡脚养生的做法，素有“热水泡泡脚，胜似吃补药”之说，其精练且明确地阐述了热水泡脚对人体健康的积极影响。那么，为何热水泡脚有益于人体健康呢?

依据中医经络学理论，脚部不仅是足三阴经的起始部位，还是足三阳经的终结之处。阳经的尾部与阴经的起始部均为阴气充沛之地，因此脚部的阴气尤为浓郁。正因如此，脚部极易受寒，导致血液瘀滞，进而引发血气循环不畅、感冒等症状。

中医认为“春天泡脚，升阳固脱；夏天泡脚，暑湿可祛；秋天泡脚，肺润肠濡；冬天泡脚，丹田温灼”，在“长寿之乡”广西河池巴马瑶族自治县，更有“三天吃只羊，不如泡脚再上床”的民间谚语。

根据现代医学观点，脚掌距离心脏较远，血液供应少，其表面脂肪较薄，保温能力较差。同时，脚掌与上呼吸道，尤其是鼻腔黏膜具有密切的神经联系。因此，一旦脚掌受寒，可能导致上人体呼吸道局部温度下降，人体抵抗力减弱，从而引发感冒等疾病。

《本草纲目》说，足部水肿，可削楠木、桐木煮水泡脚，并饮少许，每日如此，直至病愈。泡脚时，既可以仅使用热水，也可以往热水中加入适当药材。此外，泡脚时还可加入姜片，适用于对治人体初期风寒感冒、风湿、类风湿、关节病；也可加入一小勺食盐，适用于对治上焦有火、眼红、牙痛、咽痛、性急爱生气、急躁心烦、上火下寒、腿脚肿胀等症状；加入花椒粒，则可去除脚臭。

除了每日热水泡脚，中老年人还可时常按摩双足：洗脚后，以手掌搓摩脚心，继而按摩脚背，逐个牵拉脚趾。按捏肌肉，可使脚趾筋膜更为坚韧有力，并具有防治疾病的作用。脚部富含穴位，仅脚踝以下就有 33 个，双脚总计达 66 个，占全身穴位数的 10%。另外，常洗脚还可刺激足部太冲、行间、大敦、至阴及踝关节以下水泉等诸穴，具有滋补元气、强壮腰脊、调养脏腑、疏导经络、促进新陈代谢等功效，并能防治各脏腑功能失调、消化不良、便秘、脱发、耳鸣、眼花、牙齿松动、失眠、关节麻木等症状，进而达到强身健体、延缓衰老的目的。

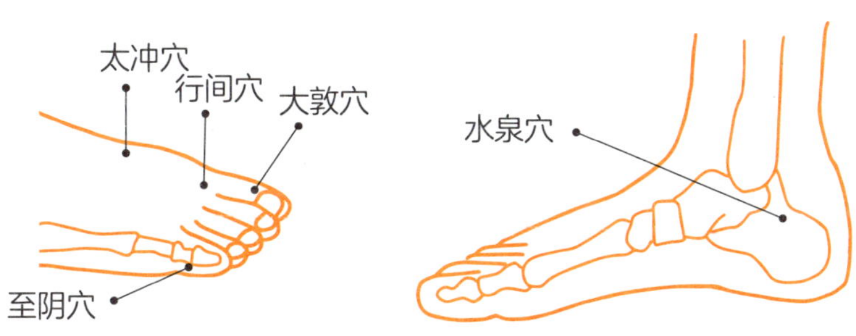

图 5　足部部分穴位示意图

然而，现今有些人因夏季炎热常习惯在室内光脚行走，冬季也仅穿薄鞋，如此做法对身体健康大为不益。此外，有人在夏季用凉水洗脚，更是不宜。

因脚底汗腺发达，用凉水洗脚会使毛孔突然紧闭，长期如此，可能导致人体排汗功能减退。脚部感觉神经末梢受凉水的刺激后，易引发血管收缩功能紊乱，诱发肢端动脉痉挛、关节炎和风湿病等。

双足肩负全身重量，故拥有一对健康的足部是身体健康的基础。每个人都应关注自身足部健康，选择舒适的鞋子穿，并在寒冷的冬季注意保暖。

小贴士

泡脚后的按摩法

压揉法：缓解失眠

失眠是现代人遇到的一个常见的问题，它不仅影响睡眠质量，还可能导致人体头晕眼花等不适症状。对脚底施以压揉法，是一种可对失眠症状有所缓解的简单有效的方法。

操作步骤：

1. 找到脚底后与内圆上方中间位置，这是失眠反射区。
2. 用双手大拇指摁住该位置。
3. 用力压 36 次，直至感到酸痛感。
4. 然后揉 3 ~ 5 分钟，直到该区域发热。

功效：可帮助缓解头晕眼花和严重失眠的症状，通过刺激足部的穴位，促进全身血液循环和放松。

推按法：改善肾虚和中气不足

肾虚和中气不足是中医诊疗中常见的人体体质问题，可能导致多种健康问题，如疲劳、腰膝酸软等。

操作步骤：

1. 找到脚底板上半部“人”字形下约 1 厘米处，这是肾反射区。

2. 双手大拇指并拢，用力按压此区。

3. 往上推 36 次，直至脚底发热。

功效：可刺激肾经，对肾虚、中气不足者有一定的益处，有助于增强肾脏功能。

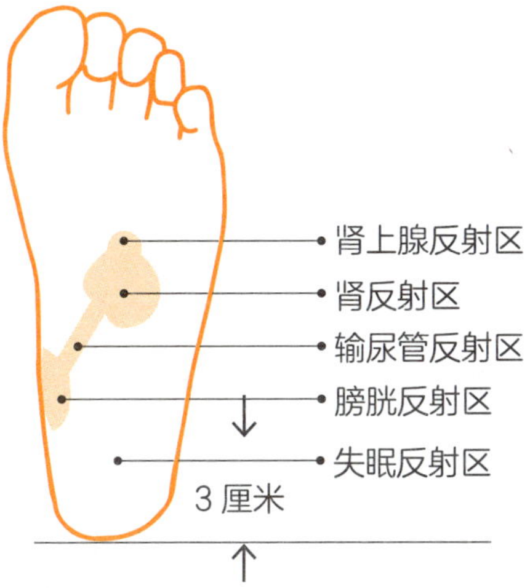

图 6 脚底部分反射区

刮法：辅助前列腺疾病

前列腺疾病在男性中较为常见，适当的足部按摩可以对此症可提供一定的辅助治疗效果。

操作步骤：

1. 使用双手食指关节。

2. 用力刮脚踝骨以下及内外两侧 36 次。

3. 直到感到酸痛为宜。

功效：通过对脚踝骨以下区域的刺激，可对前列腺等疾病有治疗作用，促进局部血液循环，缓解症状。

饭后一支烟，害处大无边

俗话说“饭后一支烟，赛过活神仙”，这种说法是错误的。人在吃饭后，身体热量大大增加，各种内脏器官开始兴奋，如胃肠运动加强、血液循环加快、全身的汗毛孔张开，这时吸收烟雾的能力也加强，有害物质会更快地被人体吸收进入血液，造成更大的伤害。此外，饭后吸烟还会影响肠胃消化，这是因为烟雾中的有害物质会抑制肠胃的蠕动，导致消化不良、胃痛等症状。

实验证明，饭后吸一支烟，比平时吸十支烟中的“毒”还多。

烟草是一种含有多种对人体有害化学成分的植物。吸烟时，烟草在700 ~ 800℃高温下燃烧，其所含的物质与卷烟生产过程中加入的一些添加剂一起发生化学反应，极易产生一些有害物质。烟草中的尼古丁是导致人体吸烟成瘾的罪魁祸首，这是一种强烈的神经刺激剂，能够迅速通过血 – 脑屏障刺激大脑释放多巴胺，给人体带来短暂的愉悦感。然而，这种感觉只是虚假的安慰，因为尼古丁同时也会提高心率、血压，并且对心血管系统造成长期的伤害。长期吸烟会导致动脉硬化、冠状动脉疾病，甚至导致致命的心脏病。此外，吸烟还会使人体大脑皮层萎缩，大大增加患上阿尔茨海默病或其他痴呆症的风险。

除了尼古丁，烟草燃烧时产生的一氧化碳、焦油和其他有害化学物质对人体的危害更是不容小觑。这些物质能够引起肺部疾病，如慢性阻塞性肺病、肺癌等。据统计，吸烟者患肺癌的风险是非吸烟者的 20 倍以上。而且，吸烟不仅损害个人健康，二手烟也会对吸烟者周围的人造成伤害，尤其是儿童和孕妇，从而引发呼吸道感染、哮喘，甚至早产等问题。

从中医的角度来看，吸烟对身体健康的影响与“热毒”“痰湿”“气滞血瘀”等病理因素有关。中医认为，吸烟会导致肺热上炎，损伤肺气，影响肺的宣发与肃降功能，从而导致咳嗽、气喘等症状。同时，烟草中的有害物质还会影响脾胃的运化功能，导致痰湿内生，出现消化不良、胃痛等症状。此外，吸烟还会致使气血运行不畅，形成气滞血瘀，引发各种心血管疾病。

中医强调“预防为主，治疗为辅”。尽管吸烟者可以通过一些调理来增强机体的抵抗力，减轻吸烟对身体的伤害，例如，通过食疗、草药疗法、针灸、推拿等方法调理肺、脾、肾三种脏器的功能，清热解毒，化痰止咳，活血化瘀，以达到保持身体健康的目的，但戒烟才是最有效的措施。医学研究表明，烟瘾可以分为生理的和心理的，其中生理成瘾者对香烟中尼古丁的依赖程度非常深，需要在医生的帮助下，借助特殊的器械和药物才能达到戒除的效果；而心理成瘾者则可以通过自身努力，采取正确的方法成功戒烟。

相较于短暂的欢愉，我们的健康与幸福才是更为重要的。于饭后抽烟，看似获得片刻的愉悦，实则对自身及其家人的健康有着极大的潜在危害。我们应珍视生命，摒弃烟草，积极培养健康科学的生活习惯。

小贴士

表 12 戒烟后的身体变化

戒烟 20 分钟	因吸烟飙升的血压、脉搏、心率等身体指标恢复正常
戒烟 2 小时	手脚温度升高，体内的尼古丁开始被排出体外
戒烟 12 小时	血液中的一氧化碳含量逐渐下降，氧含量升高
戒烟 3 天后	尼古丁被大量清除后，人体会出现头晕、恶心等现象，但一氧化碳含量恢复到正常值
戒烟 2~3 周	新陈代谢率提升，肺部功能和循环功能有所增强；运动状态较吸烟时轻松很多
戒烟 1 年	冠心病患病风险率降低 50%
戒烟 10 年	食管癌、喉癌、肺癌、口腔癌等患病率持续下降 50%，甚至恢复到正常水平

好茶一杯，精神百倍

作为茶的故乡，我国是全球最早发现茶树、栽培茶树及利用茶叶的国家。茶叶的历史可追溯至四五千年前。“神农尝百草，日遇七十二毒，得茶而解之”，这是对茶叶医食合一的真实写照。茶叶，这一源远流长的饮品，自古以来便与人类生活密切相关，它不仅是文人墨客创作灵感的来源，更是人们健康生活的守护者。在巴蜀地区，居民们往往通过煎茶来驱除瘴气、解除热毒。在茶香环绕中，我们不仅能领略到茶历史的底蕴，还能感受到茶生命的活力。

茶的魅力，不仅仅在于它的文化价值，更在于它对健康的益处。茶叶中的主要成分有咖啡因、多酚类化合物、维生素、矿质元素、氨基酸。很多人不知道，茶叶中所含的大量维生素才是最大的特点。茶叶中维生素 B_5 的含量极高，约占茶中 B 族维生素含量的一半，有防治皮肤病的作用。茶叶中维生素 C 的含量也很高，高级绿茶中维生素 C 的含量可达 0.5%，能防治坏血病，增强机体的抵抗力，促进创口愈合。茶叶中维生素 B_1 的含量比蔬菜的还要高很多，人体神经、心脏及消化系统的正常运转都离不开维生素 B_1；茶叶中含有的维生素 B_2，可改善皮肤的弹性和维持视网膜的正常功能。茶叶中维生素 E 是一种抗氧化剂，可以阻止脂质的过氧化过程。茶叶中维生素 K 的含量也不少，为 1 ~ 4 m g /100 g，可促进肝脏合成凝血素，通常每天饮用 5 杯茶就可满足人体的需要。专家经实验验证，茶中维生素含量都能满足人体对维生素的需求，可见茶是一种实实在在的健康饮品。

表 13　六大茶类主要营养成分对比参考

茶类	茶多酚 /%	氨基酸 /%	咖啡碱 /%	黄酮 /%	碳水化合物 /%
绿茶	22.49	1.47	3.38	0.11	9.97
白茶	22.70	3.90	4.28	5.67	12.50
黄茶	16.71	1.36	3.09	0.11	10.57
乌龙茶	12.78	1.42	3.09	0.13	9.06
红茶	7.93	0.97	2.99	0.15	8.06
黑茶	15.51	1.37	3.01	0.10	9.45

茶叶中含有的茶多酚具有极强的抗氧化性，能有效清除人体内的自由基，对预防心脑血管疾病、癌症、辐射病等现代疾病具有显著功效。此外，茶叶中的咖啡碱能使人体中枢神经兴奋，起到提神醒脑、清心益思的作用。这些益处，正是茶成为人们健康生活的守护者的重要原因。

不仅如此，茶还能促进人体胃液分泌、帮助肠胃消化、增强脂肪的分解，从而达到人体减肥的效果。在欧美、日本等国家和地区，茶叶在减肥产品中的排名位居前列。茶叶中的氟含量较高，对预防龋齿、护齿、坚齿也有益处。

茶叶还有许多妙用，比如用茶水煮饭可以去腻、化食、软化血管、降低血脂，防治心血管疾病；而残茶则可以作为花卉的肥料，有去污、去腥、去火等多种用途。这些妙用体现了茶叶的多样性，我们应珍惜这一大自然的馈赠。

茶，这一古老而神奇的饮品，正以其独特的魅力和益处成为我们现代生活的守护者。让我们在品味茶香的同时，也感受到生活的美好和丰富。

小贴士

虽然喝茶对身体有诸多益处，但是若饮用不当，亦可能对身体造成严重损害。因此，茶叶的饮用须适宜，以确保身体健康。以下是喝茶时应注意的几点。

1. 避免饮用浓茶。浓茶中含有大量咖啡因、茶碱等成分，可能导致人体失眠、头痛，甚至引发呕吐。

2. 睡前不宜饮茶。茶中的咖啡因具有刺激中枢神经的作用，睡前饮茶可能导致神经兴奋，从而影响睡眠。

3. 不喝久泡的茶。茶叶泡制过久，那些不利于人体健康的成分易被泡出，饮用后可能对身体造成损害。

4. 避免喝隔夜茶。隔夜茶存放时间过长，维生素已丧失，且茶叶中的蛋白质、糖类等物质易滋生微生物，使茶水变质，饮用后对身体无益。

5. 不要用茶水服药。茶中的鞣质会与药物发生反应会形成沉淀，改变药性，影响人体对药物的吸收及疗效。

有病莫拖，越拖越多

我们的老祖宗对疾病的防治有着深厚的理论基础和丰富的实践经验。早在两千多年前的《黄帝内经》中，就有关于“有病早治”的论述，这一原则在后世医学实践中得到了广泛应用。早期治疗对疾病防治的重要性在我国古代医学经典和故事中都有生动的体现。

“药王”孙思邈的《备急千金要方》提出“消未起之患、治未病之疾，医之于无事之前”，这句话充分体现了防微杜渐、已病早治的中医“治未病”思想。孙思邈认为，“人命至重，有贵千金，一方济之，德逾于此”，所以用“千金”来命名其书。

古人把疾病分为“未病”“欲病”“已病”三个层次，强调古人善为医者，“上医医未病之病，中医医欲病之病，下医医已病之病”，并以此标准来判断医者医术的高下。《史记·扁鹊仓公列传》记载了春秋战国时期名医扁鹊三劝齐桓侯有病早治的故事。扁鹊初次见齐桓侯时，指出齐桓侯有疾病在腠理（皮肤表层），如果不治疗，病情将会加重。但齐桓侯不认为自己有病，并对扁鹊的好意表示怀疑，认为扁鹊是想通过治疗无病之人来显示自己高明的医术。五天后，扁鹊再次见齐桓侯，告诉他疾病已经发展到了血脉，如果不治疗，病情将更严重。可齐桓侯依然没有采纳扁鹊的建议，并且对扁鹊的忠告感到不悦。又过了五天，扁鹊再次提醒齐桓侯，此时疾病已经侵入肠胃，再次奉劝他如果不治疗，病情将不可逆转。齐桓侯依然没有理睬扁鹊的警告，并且对扁鹊的直言不讳感到愤怒。最后一次，扁鹊远远望见齐桓侯，意识到疾病已经深入骨髓，到了无法医治的地步，于是不再上前，而是选择了退避。不久后，齐桓侯病重，派人寻找扁鹊，但扁鹊已经不见人影，最终齐桓侯因病去世。这个故事向我们警示了疾病的发展和早期治疗的重要性。

我国古代医学家们高度重视“治未病”这一医学原则，并在实践中不断丰富和发展。朱丹溪曾形象地比喻：“备土以防水也，苟不以闭塞其涓涓之流，则滔天之势不能遏；备水以防火也，若不以扑灭其荧荧之光，则燎原之焰不能止。其水火既盛，尚不能止遏，况病之已成，岂能治欤？”民间谚语中，也有“穷莫信命，病莫忌医。瞒病必死，瞒债必穷”“小病不治成大病，大病不治难保命”“新病好治，旧病难医”“水过三丘不复回，病拖三月实难医”等经验总结。这些智慧进一步强调了早期发现疾病和早期治疗疾病的重要意义。

现代医学同样重视早期发现疾病和早期治疗疾病的重要性，尤其是对于恶性疾病而言。早期发现、早期治疗能够有效控制病情发展，降低死亡率。一旦病情发展到晚期，即使再高明的医生和再先进的药物也无法挽救患者的生命。因此，对患者来说，早期治疗无疑是最好的选择。

早期发现和早期治疗不仅能够减轻患者的痛苦，降低死亡率，还能为国家和社会减轻医疗负担。这一医学原则应在当代医疗实践中得到贯彻和发扬。

从个人和社会层面来说，我们都应关注健康，积极预防疾病，并做到有病早治。

小贴士

倡导健康的生活理念

首先，务必秉持健康的生活方式和培养积极的生活态度。

其次，在无症状期间，定期进行全面身体检查至关重要。

最后，考虑投资医疗保险，以便在患病时能够获得优质的医疗服务。

第五章

康养智慧

有病早治，无病早防

良药是宝，滥用无效

俗话说“是药三分毒”。众所周知，药物的功效往往伴随着一定的毒副作用。为了治疗疾病，避免疾病对身体造成更大的损害，我们不得不使用药物进行防治。然而，药物的使用必须严格遵循适应证和用药量的原则，滥用药物的现象绝对不能发生。凡是药物都带有一定的毒性和副作用，如果使用合理，可以防治疾病；反之，则可能危害健康。“吃药不对方，哪怕用船装”说的就是这个道理。

合理用药的关键在于平衡治疗效果与潜在风险。每种药物都有其特定的适应证、剂量和服用方式，遵循医嘱是确保安全、有效用药的前提。

医生根据患者的病情、年龄、体重和健康状况开具处方。患者应严格按照医嘱用药，包括药物的种类、剂量、服用时间和疗程等，自行增减剂量或提前停药都可能导致治疗效果不佳或病情反复。

某些药物之间可能发生相互作用，这可能会增强或减弱药物的效果，甚至产生严重的不良反应。在同时使用多种药物时，务必告知医生或药师，以便他们评估药物之间潜在的相互作用。

长期使用某些药物可能导致身体对其产生依赖性或耐受性，这意味着需要更大的剂量才能达到相同的治疗效果。在这种情况下，医生可能会调整治疗方案，以避免患者增强对药物的依赖性和耐受性。

滥用药物，尤其是滥用处方药和非法药物，可能导致身体和心理受到严重伤害。滥用药物还可能引起药物过量，这是一种潜在的致命风险。

儿童不是缩小版的成人，他们的生理特点要求使用特别研制的药物和剂量。家长始终应在医生的指导下为儿童用药，并确保药物存放在儿童无法触及的地方。

随着年龄的增长，人体对药物的处理能力可能会下降，老年人更容易受到药物不良反应的影响。因此，老年人用药要更加谨慎，可能需调整剂量或选择更为适合的药物。

自我药疗通常适用于一些轻微的症状或已知的疾病，但对复杂或未知的健康问题，自我药疗可能无法解决，甚至可能会延误病情的诊断和治疗。药物治疗通常要与健康的生活方式相结合，才能取得最佳效果，包括均衡饮食、适量运动、充足睡眠和避免不良习惯，如不吸烟和不过度饮酒等。

总之，药物是一种治疗疾病的宝贵工具，但必须在专业医疗人员的指导下合理使用，才可以确保其发挥最大的治疗作用，以及最大限度地减少潜在的风险。有谚语说：“药对方，一口汤；不对方，一水缸。呷药一千，遇药一丸。”因此，了解一些药物知识，尽量减少药物摄入，并通过积极的方法调整自身状态，增强自身免疫力以抵抗疾病，是非常必要的。

小贴士

用药七原则

1. 用药要遵循“能不用就不用，能少用就不多用，能口服不肌注，能肌注不输液”的原则。

2. 购买药品要到合法的医疗机构和药店。注意区分处方药和非处方药。处方药要严格遵医嘱，切勿擅自使用。

3. 阅读药品说明书是正确用药的前提，如有疑问，要及时咨询药师或医生。

4. 孕期及哺乳期妇女用药要注意禁忌。儿童、老人和有肝脏、肾脏等方面疾病的患者，用药须谨慎。

5. 药品的存放要科学、妥善。

6. 接种疫苗是预防一些传染病最有效、最经济的措施。国家免费提供一类疫苗。

7. 保健食品不能替代药品。

伤寒易诊，咳嗽难医

咳嗽，作为一种常见的症状，可能出现在上呼吸道感染、支气管炎、肺炎、肺结核、虚劳、肺癌等疾病中，是气管和肺脏疾病的主要症状之一。咳嗽的治疗难度较大，原因在于其致病因素复杂，大致可分为外感和内伤两类，因此人们也常说“入门闻咳嗽，医生眉头皱”。

外感咳嗽，往往在人体受凉后发作，一般可分为风寒型和风热型。风寒咳嗽多因寒邪入侵，而风热咳嗽则多源于肺热。随着病情的演变，寒邪可能郁结化热，或肺热加剧化为火邪，从而导致痰液滋生，转化为痰热蕴肺的病症。如果外感咳嗽得不到及时、有效的治疗，邪气损伤肺气，则会使患者更容易再次感染，导致咳嗽反复发作；而肺气日益受损，进而易演变成内伤咳嗽。

内伤咳嗽则源于火病，其发病原因多种多样。例如，长期吸烟饮酒可能导致肺气受损，湿聚成痰；脾气虚弱则可能导致痰湿停滞，影响气机畅通；年老体弱、过度劳累、肺气不足、水谷失调等也可能导致痰饮停聚，蕴伏于肺，一旦受到风寒刺激，便引发咳嗽。要想治愈咳嗽，就必须弄清楚病因，否则仅仅针对症状服用镇咳化痰药，疗效自然不佳。

在我国的中医理论中，咳嗽分为风寒犯肺证、风热犯肺证、湿痰伏肺证和寒饮伏肺证四类。针对不同类型的咳嗽症状，中医采取相应的治疗方案：风寒犯肺证，用疏风散寒、宣肺化痰的止地美索酯方加减；风热犯肺证，用疏风清热、肃肺化痰的桑菊饮方加减；湿痰伏肺证，用燥湿化痰的二陈汤方加减；寒饮伏肺证，则用温肺化饮的小青龙汤方加减。

通过对咳嗽病因的深入了解和中医的精细化治疗，我们可以更好地应对咳嗽，摆脱咳嗽的困扰，恢复健康的生活。同时，加强预防措施，避免接触诱发咳嗽的因素，也是降低咳嗽发生率的关键。从养成良好的生活习惯做起，关注身体健康，让我们共同为美好生活而努力。

小贴士

止咳妙招

枇杷叶粥

食材：鲜枇杷叶 30 克，大米 100 克，冰糖适量。

做法：将鲜枇杷叶背面的绒毛刷去，洗净，切细，水煎取汁；加大米煮粥，后调入冰糖，再煮一二沸即成。每日 1 剂。

功效：枇杷叶，性味苦、平，主入肺、胃二经。《本草纲目》中记载其具有“和胃降气，清热解暑毒，疗脚气”之功效，枇杷叶性平微凉，因此能够下行气机、止咳化痰，同时清解肺热、胃火，止呕逆。将枇杷叶搭配冰糖共煮成粥，可增强枇杷叶润肺化痰和胃降逆之功用，对于咳嗽痰稠、胃热呕吐、呃逆等症状有显著疗效。

黄连虽苦，清热明目

“良药苦口利于病，忠言逆耳利于行”深深地烙印在我国人民的日常生活中。提及这句古训，很多人脑海中都会浮现出一种苦涩难以下咽的药物——黄连。黄连，是历史悠久、药效显著的传统中药，自古以来就被人们视为清热解毒、消炎止痛的良药。

黄连的味道苦涩，口感不佳，但其药效却能为患者的健康带来实质性的改变。中医认为，黄连味苦性寒，具有清热燥湿、泻火的功效，可入心、肝、胃、大肠经。黄连用于清除中焦湿热，治疗湿热中阻、脘腹痞满、恶心呕吐等症状，尤其对脾胃大肠之湿热病症有显著疗效。

现代医学研究证实，黄连中含有黄酮、生物碱、萜类、挥发油、有机酸、香豆素等多种化学成分，具有广泛的药理活性，包括抗菌、抗病毒、抗炎、镇痛、抗心律失常、抗心肌肥厚、抗心肌缺血、抑制血小板聚集、降血压、抗肿瘤、降血糖、增强免疫功能、抗氧化、抗溃疡、抗焦虑、抗癫痫，以及对平滑肌的调节作用等。

《本草纲目》中记载，黄连还具有明目之效，可疗愈各类眼疾。具体制备方法如下：取黄连适量，捣碎后，浸泡于清水中六十日，随后滤取药汁并将其熬干；接着，将艾草铺于瓦片上，点燃艾草，利用艾烟将熬干的药碗熏蒸；待艾烟散尽后，刮取药碗底部的药末，制成如小豆大小的药丸。每次服用十丸，以甜竹叶汤送服。此处所提及的“艾”即为我们所熟知的艾蒿。

黄连，就像一位默默无闻的忠臣，虽然吃下让人口苦舌燥，却是治病的良药。它以其独特的苦味诠释了“良药苦口利于病，忠言逆耳利于行”的道理，提醒我们在生活中，要学会接受并重视那些看似不利、实则有益的苦口良言，以促进个人和社会的健康发展。

小贴士

黄连的临床疗效显著，自古以来便是医者常用的药物之一，其应用领域广泛，不仅能疗愈眼疾，还在诸多临床实践中发挥着重要作用。

1. 在湿热病症的治疗中，常与厚朴、白豆蔻等配合使用，如王氏连朴饮。

2. 治疗胃火导致的牙龈肿痛，常与石膏、升麻协同应用，如清胃汤。

3. 在治疗咽喉肿痛、口舌生疮时，可与青黛、人中黄研末外掺，如青黛散。

4. 在医治湿疹、黄水疮、烫伤的过程中，可单独用于研末调敷或熬膏，如黄连膏。

5. 针对痰热互结、胸脘痞闷、按之疼痛的症状，常与半夏、瓜蒌配合，以辛开苦降、宽胸散结，如小陷胸汤。

6. 用于治疗肝火炙盛引发的头晕头痛，常加入龙胆草、芦荟等清肝泻火药物，如当归龙归丸。

治病在医，养病在己

我们每个人都有过生病的经历，在治疗疾病的过程中，医生和药物固然起到关键作用，但在后期的恢复过程中，两者所起的作用则比较小。身体的恢复更多依赖于自我调养，也就是自我修复的过程。常听人说的“治病在医生，养病在自己”，就是这个道理。

疾病来时如同箭矢，去时却如抽丝般缓慢。生病当然得去看医生，但很多病光靠药物治疗是很难治愈或取得理想疗效的。急性疾病需要及时治疗，而慢性疾病则需要长期调养，比如心脑血管疾病、癌症、糖尿病等与生活方式息息相关的疾病等。

在治疗疾病的过程中，所谓“三分治，七分养”，意思是在患者的康复过程中，医生和药物所起的作用只占三分，身体的康复更多是依靠自我调节，也就是自我修复，这就是“养”的意思，养占七分。有时候从另外一个角度看，得病也是件“好事”，因为这是在提醒你要注意养生了。有诗句“人言病压身，往往延寿纪”，意思是说有病在身的人反而能长寿。如今，养生已成为人们关注的焦点，针对不同疾病，市面上涌现出各种各样的养生方法，如防癌养生法、降血压养生法等。这些方法虽然各有特色，但核心都在于调理身体，增强抵抗力，以达到预防和治疗疾病的目的。养病如同修行，我们要积极乐观地面对疾病，既要在心理上“轻视”它，又要在具体行动上重视它。

人的健康状态可分为四种：健康状态、亚健康状态、疾病状态和康复状态。对于亚健康状态和疾病状态，我们需要借助医生的治疗来恢复健康。对于健康状态和康复状态，养生则显得尤为重要。养生不仅关乎身体健康，更关乎生活质量和精神面貌。

在养生的过程中，调理气机、保持身体阴阳平衡是关键。养生如同治军，需要有序、规律地进行。我们要遵循健康规律，养成良好的生活习惯，使身体各个器官和组织系统如训练有素的兵士般，进退有据、收放自如，这样一来，才能远离疾病，享受健康的生活。

养生与治病各具要领，不能混为一谈。养生重在预防，善用膳食、作息调整、身体锻炼等方法，以增强身体抵抗力；而治病则需要在医生的指导下，善用药物、针灸、手术等手段，以消除疾病症状。在养生与治病的过程中，我们既要信任医生，也要依靠自己的力量，做到“三分治，七分养”。

总之，“治病在医，养病在己”是健康之道的精髓。我们要在医生的“三分治”的指导下，积极治疗疾病；同时也要“七分养”，注重自身的养护——通过调整生活方式、养成良好习惯等来预防疾病。只有“治”没有“养”，治疗效果会大打折扣。如果是“治养结合”，效果自然事半功倍，身体也会很快恢复健康！

小贴士

养心、养身、健体

养心。人的心灵应如清水般清澈、洁净、宁静，思维勿被七情六欲所充斥，保持心境平和。美味佳肴，食用两盘即感饱腹；衣物百件，仅需两件便可保暖；宽敞宅院，仅需一屋一床即可度日。因此，减少欲望，顺应无为，方能实现身心自在。

养身。至关重要的是保持良好的饮食和睡眠习惯。在饮食方面，应以清淡为主，确保营养均衡；在睡眠方面，每周至少要有四天在晚上 11 点前入睡。子时（晚上 11 点至翌日凌晨 1 点）若未能入睡，将会导致肝胆两条经络无法得到充分休息，即使后续再补睡眠，也无济于事。

健体。许多患者错误地认为，患病期间应充分休息，全天卧床不起最好。然而，这种观念并不正确。除非病情严重至无法行动，否则患者应尽量参与运动。只是，运动时应把握适度原则，根据自身状况量力而行，避免急于求成。

风寒感冒初，“神仙粥”来煮

冬季容易患风寒感冒。感冒虽然是最为常见的疾病，但一旦发病，人格外难受，即便吃药打针，也不能立刻就好。儿童感冒更是令人忧心，哭闹不说，喂药也不好喂。一些怀孕期间的准妈妈一旦感冒，即使身体不适，也不敢随便用药。

风寒感冒初期，食疗是最好的调理方法。事实上，传统中医针对此类问题有许多解决之道，而食疗便是尤为有效的一种。以风寒感冒为例，临床常见的对治方法便是煮一碗“神仙粥”，以帮助患者解除病痛。

风寒感冒，即“感冒病，风寒证”的简称。这是一种常见的外感疾病，表现为鼻塞、流涕、喷嚏、头痛、发热、怕冷、咳嗽、全身不适等症状，类似于西医的“急性上呼吸道感染”。中医根据临床症状将感冒分为风寒证、风热证、暑湿证、气虚证、阴虚证、阳虚证等，其中前两种最为常见。风寒感冒除具备感冒的共有症状外，还有流清涕、无汗出、怕冷、咽喉疼痛等症状。

一般认为，“神仙粥”源于宋代，是一种有效的食疗粥方，由糯米、葱白、生姜、食醋等常见食材组成，因其独特的味道和确切的疗效被誉为“神仙粥”。对于风寒感冒，尤其是病程在三日内的患者，该粥方具有“粥到病除”的奇效，因此备受历代医家推崇。在清代朱彝尊编撰的《食宪鸿秘》中也收录了这一粥方。民国名医沈仲圭、杨志在合著《食物疗病常识》中评价道：“神仙粥专治风寒感冒，暑湿头痛，并四时疫气流行等，初得病三日，服之即解。”已故海南籍名医霍列五老前辈更是赞誉此粥：“此方屡用屡效，非寻常发表剂可比。”

民间顺口溜“一把糯米煮成汤，七根葱白七片姜，熬熟兑入半杯醋，伤风感冒保安康”流传至今，反映出该粥方的受欢迎程度，以及人们对该粥疗效的肯定。

喝“神仙粥”时，应确保热饮，服后应立即休息并盖被子，防止风吹，以出汗为宜。此粥专为治疗风寒感冒而研制，若患者临床表现为流黄脓涕、咽痛、口干、舌边尖红、脉浮数等症状，此多属风热证型，不宜服用此粥；如果患者出现腹胀、纳呆等消化不良症状，应去掉糯米，仅用葱、姜先煎，再加入米醋制成；若患者服用此粥一天后症状无明显改善，可能是诊断或辨证存在误差，建议及时就医，寻求专业医生的帮助。

小贴士

“神仙粥”的制作方法及用法

食材：糯米 50 克，食醋 20 毫升，生姜 7 片，新鲜葱白 7 根。

做法：糯米淘洗 2 遍，适量加水煮成稀粥；生姜与葱白切碎后加入粥中，充分搅拌均匀后，继续煮 3 分钟；最后倒入食醋，再次搅拌均匀后即可起锅。建议每日食用 3 次，每次 1 大碗。针对儿童用量，可根据其日常饮食情况进行适当调整。

酒多人病，书多人贤

酒，这一自古以来便伴随着人类文明的饮品，含有多种化学成分。乙醇，作为酒的主要成分，占据了重要地位，而水及各类化学物质，如酸、酯、醛、醇等则为辅助成分。这些化学物质共同构成了酒的独特风味，也使人喝了酒后在体内产生一系列复杂的生理反应。

乙醇，作为一种无需经过消化系统即可被肠胃直接吸收的物质，在进入肠胃后便会迅速进入血管，并在几分钟内扩散至全身。乙醇的传输路径颇为独特，首先抵达肝脏，随后到心脏，再经过肺脏，然后返回心脏，最后通过主动脉、静脉分布至全身。因此，乙醇对人体的大脑和神经中枢影响很大，也是导致人酒后行为异常、思维混乱等现象的主要原因。

虽然酒在现代社会中被视为一种娱乐饮品，但事实上，人类最初的饮酒行为并非单纯为了娱乐，而是与养生保健、防病治病有着密切联系。野生水果在储存时，得到适宜条件，自然发酵而成酒。许多野生水果具有药用价值，因此，最初的酒通常被视为天然的“药酒”，对人体健康具有一定的保护和促进作用。

酒作为药引，可达到增强药效的作用。据《神农本草经》记载：“大寒凝海，惟酒不冰，明其热性，独冠群物，药家多须以行其势。”这说明早在古代中医就已经认识到了酒对药效的增强作用。值得一提的是，所用药物不同，药酒也就具有不同的性能。体虚者可用补酒，血脉不通者可用行气活血通络的药酒；有寒者饮酒宜温，有热者饮酒宜清。不过，有意尝试药酒养生者，最好在医生的指导下饮用。

有关饮酒的利弊自古以来便争议不断，问题的关键在于饮酒量。适量饮酒对人体有益，过量饮酒则有害。《本草纲目》中说：“人知戒早饮，而不知夜饮更甚。既醉既饱，睡而就枕，热拥伤心伤目。夜气收敛，酒以发之，乱其清明，劳其脾胃，停湿生疮，动火助欲，因而致病者多矣。”根据世界卫生组织发布的一份报告，2016 年有三百多万人因不当使用乙醇而死亡，占当年死亡人口总数的二十分之一，这些死亡者四分之三以上为男性。总体而言，不当使用乙醇导致全球疾病负担增加 5% 以上。据世界卫生组织的研究，男性每日饮酒量不宜超过 20 克乙醇，女性则不宜超过 10 克。此外，夜间不宜饮酒，因为夜气收敛，饮酒易导致热壅于里，伤心伤目。冬季气温较低，适量饮酒可温阳散寒。但饮酒养生并非适用于所有人，年老、气血运行迟缓、阳气不振、体内有寒气、痹阻、瘀滞者较适宜饮。

长期大量地喝酒，受到危害的首先就是肝脏。乙醇不仅会破坏肝脏细胞膜，还会使得肝脏细胞发生肿胀、坏死等情况，从而导致出现肝硬化、脂肪肝等危险疾病，甚至患上肝癌。其次，乙醇会对肠胃造成一定的刺激，长期大量饮酒，不仅会诱发胃溃疡，还会引起急性胃炎、胃出血等情况。

总之，饮酒养生需因人而异，我们应量力而行，切忌盲目跟风。我国拥有历史悠久的酒文化中，了解饮酒的正确方式，才能真正享受到酒的美好。

小贴士

解酒小妙招

1

酒后喝一杯蜂蜜水，有助提高人体基础代谢率，挥发乙醇、乙醚物质。

2

酒后吃一个苹果，有助于减轻肠胃负担，促进人体新陈代谢。

3

酒后吃一根黄瓜，有助呵护肝脏健康，降低脂肪肝、酒精性脂肪肝的诱发概率。

止泻健脾补五脏，煮粥要把扁豆放

扁豆，这种富含营养的食材被誉为“豆中之王”，在我国的饮食文化中具有悠久的历史。《本草纲目》记载：“硬壳白扁豆，其子充实，白而微黄，其气腥香，其性温平，得乎中和，脾之谷也。”扁豆包含蛋白质、脂肪、糖类、钙、磷、铁、膳食纤维等 14 种营养成分，营养价值很高，具有健脾益气、和中化湿的功效。在中医理论中，扁豆被认为能补脾止泻，对脾胃虚弱、食欲不振、泄泻等症状具有很好的疗效。此外，扁豆还含有维生素 A、维生素 B_1、维生素 B_2、维生素 C 等，这些都是增强人体免疫力、预防疾病的重要成分。

扁豆的烹饪方法多种多样，其中，煮粥是最能保留其营养成分的做法。根据古代医书《延年秘录》记载，扁豆粥具有“和中补五脏”的作用，能够消暑除湿解毒，长期食用可使头发乌黑不白。这说明扁豆粥不仅能够提供丰富的营养，还具有一定的保健功效。

扁豆在药用方面的记载可以追溯到南朝齐梁间，陶弘景的《名医别录》中就有相关记载。中医认为，扁豆味甘、性温，归脾、胃经，具有健脾化湿、通利三焦、清肝明目、清暑解毒等功效。扁豆不仅可以内服，还可以外用。郑文焯曾详细介绍过扁豆的用法，包括煮食、炒食，以及捣汁涂敷等。

然而，在享受扁豆带来的健康益处的同时，我们也要注意它的食用禁忌。虽然白扁豆能补脾、祛湿、不燥烈，但也不能食用过量，每次不超过 50 克，否则会导致气滞，使腹部胀痛。扁豆中的血球凝集素可能会影响某些人的免疫系统，因此食用要适量，并注意观察身体反应。购买白扁豆时，应该选择表面淡黄白色或淡黄色的，且表面平滑的。总之，扁豆是一种兼具高营养价值和多种健康功效的食材。从古至今，扁豆在我国的饮食文化和医学史上都占据了重要的地位，值得我们深入了解和利用。

小贴士

山药扁豆粥

食材：鲜山药 30 克，白扁豆 15 克，粳米 30 克，清水 1000 毫升。

做法：粳米、扁豆和水共煮至八成熟；将山药捣成泥状加入煮至稀，加入适量白糖。

功效：山药具有促进白细胞吞噬的功效，而扁豆有刺激骨髓造血、提升白细胞数的功效。两者合熬成粥，有增强人体免疫力和补益脾胃的功效，适宜风寒引起的感冒患者服用。

喝鹅汤，吃鹅肉，一年四季不咳嗽

鹅，又名舒雁、家雁，因其营养价值颇高而深受人们的喜爱。在我国，鹅的养殖历史十分悠久。家鹅的祖先是雁，在三四千年前就已被人类驯养。鹅与鸭很像，但鹅头大，喙扁阔，前额有肉瘤，且鹅脖子很长，身体宽壮，胸部丰满，脚大有蹼。鹅的生长速度快，寿命较其他家禽长，具有非常高的经济价值。鹅肉鲜嫩松软，清香不腻，烹饪方式以煨汤居多，也可熏、蒸、烤、烧、酱、糟等。鹅肉的蛋白质含量比鸭肉、鸡肉、猪肉、牛肉、羊肉的都要高，而脂肪的含量又较低。除此之外，鹅还有很高的药用价值，不愧为一种绿色健康食品。

鹅肉含有蛋白质、脂肪、糖类、钙、磷、铁、铜、锰、维生素 A、维生素 B_1 、维生素 B_2 、维生素 C 等成分，营养价值极高。据《本草纲目》载，鹅肉利五脏，解五脏热，止消渴。人常喝鹅汤、食鹅肉，可以补益五脏、止咳化痰，因此古人云：“喝鹅汤，吃鹅肉，一年四季不咳嗽。”

《随息居饮食谱》说鹅肉补虚益气，暖胃生津。鹅肉特别适宜于气津不足之人，凡经常口渴、乏力、气短、食欲不振者，可常喝鹅汤、吃鹅肉，这样既可补充营养，又可控制病情发展，还可预防和治疗咳嗽病症，尤其对治疗感冒和急慢性气管炎有良效。

现代研究表明，鹅血中含有浓度较高的免疫球蛋白，常吃鹅血对防治癌症有较明显的作用。中医认为，鹅肉有补阴益气、化痰止咳、暖胃开津和缓解铅毒之功效。鹅是食草动物，鹅肉是理想的高蛋白、低脂肪、低胆固醇的营养健康食品。鹅肉含有人体生长发育所必需的各种氨基酸，还有钙、磷、钾等十多种微量元素。2002 年，鹅肉被联合国粮农组织列为“21 世纪重点发展的绿色食品”之一。世界卫生组织公布的 2016 年健康食品排行榜，鹅肉位列肉食类冠军。

鹅肉不饱和脂肪酸的含量高，特别是亚麻酸含量超过其他肉类，鹅肉脂肪的熔点很低，质地柔软，容易被人体消化吸收。鹅全身都是宝，鹅血、鹅胆、鹅油等均可药用。须提醒的是，对鹅肉类食物过敏的人不能食用鹅肉，如果误食，一定要及时去医院进行处理。

小贴士

黄芪山药鹅肉煲

食材：鹅 700 克，黄芪 30 克，党参 15 克，山药 30 克，枣（干）10 克。

做法：将鹅宰杀，去毛及内脏，洗净；黄芪、党参、山药、红枣洗净，塞入鹅肚内，用线缝合，放入砂锅中，加清水适量，用旺火煮沸；转小火慢炖至鹅肉熟烂，加精盐调味，去掉鹅肚内的药材即可。

功效：具有补气、补虚养身、滋阴的功效，对提高身体免疫力、调节血糖、促进消化和健脑益智等方面均有积极的作用。

常灸足三里，胜吃老母鸡

节日欢聚，人们往往容易饮食过量，导致消化不良和肠胃负担加重。对于消化系统较为脆弱的人群而言，通过按摩或艾灸足三里穴，可以有效地缓解这些不适。足三里穴，作为调节脾胃的关键点，属于足阳明胃经，与人体的胃和脾有着密切的联系。常灸足三里，可调和胃气、强化脾功能、化痰，以及增强身体的正气，不仅在消化系统疾病的治疗中发挥着重要作用，对呼吸系统、五官及妇科相关疾病都有积极的治疗效果。

民间常说："常灸足三里，胜吃老母鸡。"孙思邈也有"若要安，三里常不干"的说法，意思是为保证身体安康，应时常进行艾灸，使足三里穴位出现小水疱，甚至化脓、结痂，形成瘢痕灸。

艾灸足三里穴能够促进脾胃的消化吸收功能，增强气血的生成，对身体的补益效果尤为显著，因此，足三里穴也被誉为"强身健体的关键穴位"，以及象征长寿的"长寿穴"。

艾灸足三里，即对足三里及足阳明胃经进行适量温热刺激，不仅有助于调理气血、疏导经络，还能强化脾胃功能，促进对食物的消化、吸收，从而使人体在营养供应支持下，恢复并储藏正气，增强抵抗邪气的能力。

现代医学实验研究证实，艾灸足三里能够提升红细胞免疫功能。若连续艾灸两个月左右，空腹血清中上表皮生长因子（EGF）的含量将显著增加。这表明艾灸足三里有助于调节机体 EGF 释放，并有益于新陈代谢并延缓衰老。

足三里穴位于小腿外侧，距膝盖外侧凹陷处一手掌的四个指宽，胫骨外侧一横指（中指）处。取穴时，可屈膝，先找到膝盖骨外侧的凹陷，再沿着此凹陷用手掌向下测量四个指宽，找到小腿最粗的胫骨，在其外侧沿线比一横指（中指）宽度，找到一个轻微凹陷的地方，即为足三里穴。通常，按下该穴人会感到不同程度的酸胀。

按摩和艾灸足三里均有益于人体健康，其中艾灸效果尤为显著。《扁鹊心书》有云："保命之法，灼艾第一。"艾草为纯阳之药，其药性专入人体足三阴经。足三阴包括肝经、脾经、肾经，这三条经络均贯穿人体下肢。艾草的药性有助于祛除足三阴经的寒湿之邪。最佳艾灸时间为每年冬至过后至"三九"天，如此可有效增强体质。

艾灸是一种疗法，其原料为中药艾草。制成艾绒或艾条，点燃后灼烧，借助灸火的热力对人体产生温热性刺激。艾灸通过对经络腧穴的刺激，达到驱散寒邪、温通经络、回阳固脱、消瘀散结等目的。

常见的艾灸方式包括直接灸和间接灸。在养生保健方面，推荐使用艾条间接灸，也称为悬起灸。操作时，手持艾条，点燃其一侧，距离施灸部位皮肤 2 ~ 3 厘米处进行熏烤。施灸过程中，可缓慢转动艾条微微画圈，使热度均匀缓慢地刺激皮肤表面，以局部产生温热感而无灼痛为宜。每处可灸

10 ~ 15 分钟，直至皮肤出现红晕。

在艾灸的过程中，务必关注皮肤对温度的适应性，避免过热。尤其在为老年人、儿童或局部知觉减退的患者施灸时，可将手指置于施灸部位附近，以感知艾灸温度，便于及时调整施灸距离，防止患者被烫伤。若不具备艾灸条件，艾贴、艾浴等方式也具有一定的疗效。常感手脚冰凉、膝盖发凉的人群可用艾煮水泡脚，亦能取得显著的效果。

小贴士

对于习惯于夜间活跃的人来说，足三里穴的按摩可以成为他们日常养生的一部分。轻柔地刺激这个穴位，不仅可以帮助熬夜者增强身体的免疫力，还能有效地调理脾胃，补充身体的中气，从而缓解因熬夜带来的身体不适。

随着天气转冷，那些容易手脚冰冷的人也可以通过定期拍打或按摩足三里穴来获得温暖。足三里穴仿佛是人体内的一个小暖炉，持续给予它刺激，可以促进经络的顺畅，改善四肢末梢的血液循环。这样一来，不仅手指和脚趾的血液循环得到改善，整个身体也会逐渐感受到温暖，有效对治寒冷天气带来的不适。

灵砂望月喜相仍，决可明眸有此称

清代赵瑾叔在《本草诗·决明子》中写道："灵砂望月喜相仍，决可明眸有此称。"

决明为一年生亚灌木状草本，秋季开黄色小花，明艳可爱，自古以来，就受到人们的广泛种植和喜爱。如苏辙就曾写过《种决明》："秋种罂粟，春种决明。决明明目，功见本草。食其花叶，亦去热恼。有能益人，矧可以饱。"

山西民间称决明子为"千里光"，也是对其明目功能的肯定和赞誉。《本草纲目》载，决明子作茶久服助肝气、益精气、明目、延寿；研末每旦取一匙，空心吞之，百日后夜见物光。

决明有两种：一为草决明，这是一种草本植物的种子，又名决明子、假绿豆；一为石决明，是海产软体动物鲍鱼的贝壳，又称鲍鱼壳。两种性味均属微寒，均有清肝火、散风热、祛目翳、益肾、明目、润肠的作用。一般来说，草决明常被应用于日常保健，而石决明则在中医治疗中发挥作用。据《中国医学大辞典》所记，决明子的保健功效卓越。将决明子捣碎，每日清晨空腹开水冲服，可"百日见夜光"；将决明子研末煮粥服用，可治"泪出畏光，青盲（青光眼），内障翳膜遮睛（白内障）积年失明"。日常服用决明子，还能延缓衰老。单味决明子或配钩藤、夏枯草各 3 钱、龙胆草 1 钱，以水煎服，可治肝火旺、高血压眩晕头痛或神经性头痛。此外，将决明子填塞枕头作药枕用，也有一定疗效。

据传我国古代有一位老人，长久以来习惯饮用决明茶，保持眼明体健。他赋诗赞誉道：“八十愚翁目不瞑，日书蝇头夜观星。非天生佳视力，全凭久食决明。”值得注意的是，虽然草决明和石决明具有诸多药用价值，但脾胃虚寒者应忌用。在使用决明子的过程中，务必遵循医嘱，以免产生不适。总之，了解决明子的功效并合理运用，有助于我们保护眼睛，享受美好生活。

小贴士

菊花决明饮

食材：菊花 10 克，决明子 15 克，白砂糖适量，清水 800 毫升。

做法：将决明子洗净打碎，洗净菊花；将菊花和决明子一同放入锅中，煎水；过滤，取汁，加入适量白砂糖即可。

功效：清热解毒，清肝明目，利水通便；可辅助治疗夜盲症、青光眼、白内障、便秘等症。

冬不藏精，春必温病

古代医学文献中的“精”这一概念丰富多样，涵盖先天之精、脏腑之精、生殖之精及人体的津液等。在此，我们主要关注先天之精，即“肾精”。《灵枢·本神》和《素问·金匮真言论》中都提到“精”，把它视为生命之本，这里的“精”特指“肾精”或“先天之精”。中医学认为，“肾精”有两个主要的生理功能：一是主生殖，当肾中精气充沛发展到一定阶段，男女便具备了生殖能力；二是生长发育，人体的生长、发育、衰老等生命现象都与肾中精气的盛衰紧密相连。因此，肾中精气充沛的人，正气旺盛，生命力强，往往不容易受到外邪的侵袭而生病。

古人强调冬天要“藏精”，这是因为冬季是一年中的闭藏阶段，是自然界的春生、夏长、秋收、冬藏规律使然。此时，人体新陈代谢相对较慢，表现为“内动外静”的状态。因此，在冬季，我们应注意保护肾中精气，避免妄自扰动，否则容易引发其他疾病。清代温病学家吴鞠通认为：“不藏精三字须活看，不专主房劳说（即性生活），一切人事之能摇动其精者皆是，即冬日天气应寒，而阳不潜藏，如春日之发泄，甚至桃李反花之类亦是。”他指出，诸如冬天熬夜、劳心劳力、出汗过多、欲望过多，都是不藏精的表现。

“春必病温”中的“温”指的是“温病”。古代医家认为，如果在冬天不注意保护精气，阳气被扰，人体就容易受到外邪所侵袭。寒邪郁久化热，到了春天阳气升腾，伏热外发就会生“温病”。“温病”临床表现为发热、口渴、心烦、小便短赤、舌红、脉数或脉细数。从西医学角度看，“温病”多因细菌和病毒性感染所致，发病急、发展迅速、病情严重，有时还会引起流行性疾病传播。

为了预防冬季“藏精”不足，我们应该从以下三个方面入手。

一是早睡晚起，保证睡眠充足。冬天，应该遵循《素问·四气调神大论》的建议——“冬三月，此谓闭藏。水冰地坼，无扰乎阳，早卧晚起，必待日光”。意思是，冬天要早睡晚起，不扰动人体的阳气，最好等到太阳出来了才起身。这主要是因为冬天天气寒冷，自然界万物肃杀，人体机能处于封藏阶段，早睡晚起有助于保护阳气。在阴历十月、十一月，建议成人在晚上十点半之前上床休息，每天睡眠时间不少于 8 小时，尤其是女性。

二是防寒保暖，顾护精气。除了保证充足的睡眠，注意保暖和养护精气。尽量避免在寒凉之地久待。长时间进行室外活动时，要增衣保暖，喝红糖姜水或红茶，以提高基础体温。同时，注意劳逸结合，避免寒邪侵犯人体，损伤精气。

三是养生保健，增强体质。冬天，可以适当进行食补，如食用羊肉、红枣、核桃等温性食物，以增强体质和抵抗力。此外，适度进行锻炼也有助于促进血液循环，增强人体免疫力，预防疾病。

做到以上三点，我们才可更好地“藏精”，增强身体抵抗力，预防疾病，度过一个健康、舒适的冬季。

小贴士

补肾养藏汤

食材：生栗子 6 个，生核桃 6 个，枸杞 1 小把，陈皮 1/4 ~ 1/2 瓣。

做法：将栗子、核桃剥壳，留下内皮，切成两半；葡萄干、桂圆、莲子洗净后备用；将所有原料一起下锅，加入水适量，煮沸后继续煮 20 ~ 40 分钟；待栗子的内皮和栗子仁分离后，用筷子捞出扔掉即可。可根据个人口味加入少量糖或冰糖调味。

功效：综合补肾气、肾阳和肾阴，健脾理气，帮助消化，预防因过补而产生的痰湿问题。

黑豆煲牛尾

食材：牛尾 1 条，黑豆 50 ~ 100 克，陈皮 1 瓣、生姜 3 片，枸杞子和食盐适量。

做法：牛尾刮净毛，斩段洗净，放入高压锅，加适量清水和生姜煮 10 ~ 15 分钟；把牛尾连同汤汁一起放汤锅中，加入黑豆、陈皮、枸杞和适量温开水；大火烧开后转小火煲 1.5 小时，调味即可。

功效：牛尾寓意“以形补形”；黑豆色泽深邃，形态类腰，具有补血分、益肾脏、活血利水的功效，配陈皮以调和中焦脾胃，化湿祛浊，生姜温胃和中。此汤品能补肾强筋，对肾虚所致腰膝酸软、夜尿频多之症有良好疗效，堪称冬季补肾佳品。

第六章 心灵智慧

心平气和，五体安宁

天宽地宽，不如心宽

在人生的旅途中，我们每个人都会遇到各种各样的挑战和困难。面对这些，有的人能够泰然处之，有的人却陷入焦虑和烦恼之中。其中，心胸的宽广与否起着至关重要的作用。《菜根谭》中曾有言：“岁月本长，而忙者自促；天地本宽，而鄙者自隘。”

心胸宽广的人，能够以更加平和的心态去面对生活中的起起落落。他们懂得宽容和理解，能够化解恩怨，减少不必要的争执和矛盾。这种心态不仅能够帮助自身保持内心的平和，也能够对周围的人产生积极的影响。

心胸宽广不仅是一种生活态度，更与我们的身心健康密切相关。中医认为，人体的很多疾病都和情志有关。心胸狭窄往往容易导致生闷气，对脉象和血液流动产生负面影响；相反，心胸宽广则有助于气血运行流通，从而减少生病的可能性。心胸不够宽广的人容易出现便秘、胸闷气短、心烦意乱等一系列症状，这些症状与抑郁症的特点有许多吻合之处。目前，抑郁症是全球范围内日益严重的健康问题，心胸狭窄的人更容易受到其困扰。

养生最好的方式便是管理好情绪。那么，我们该如何培养宽广的心胸呢？这并不是一蹴而就的事情，而是需要长期的努力和修行。

弘一法师曾说：“人生在世，心宽一寸，路宽一丈，一念放下，万般自在。”首先，我们要懂得吃亏是福。有时适当的退让，吃点亏可以减少不必要的争执，甚至可带来意想不到的收获。其次，我们要从经历中学习，通过总结和反省，来认识自己的局限性，并努力去接纳和包容更多的事物。此外，我们还可以尝试做自己不喜欢的事情，接触和了解那些自己原本不喜欢的人或事物，这有助于拓宽视野和心胸。最后，我们要将提高修养当作一生的功课。培养开阔的心胸是一个持续的过程，需要在日常生活中不断地加以锻炼和提升。

心胸宽广有助于我们保持健康的心态，提高生活质量，促进个人成长和社会和谐。若心灵常感不满，抱怨不已，则极易滋生愤懑之情；反之，若心灵处处能宽容慰藉，则情绪将自趋平和。心胸宽广，道路自然畅通无阻；心境宽容，福气便如影随形。

小贴士

戒怒歌

（明·胡文焕）

君不见， 大怒冲天贯斗牛，擎拳嚼齿怒双眸。兵戈水火变不畏，暗石枉命君知否？又不见，楚霸王、周公瑾，匹马乌江空自刎，只因一气陨天年，空使英雄千载忿。劝时人，须戒性，纵使闹中还取静。假若一怒不忘躯，亦至血衰生百病。耳欲聋，又伤眼，谁知怒气伤肝胆？血气方刚宜慎之，莫使临危悔时晚。

药补食补，不如神补

“药补不如食补，食补不如神补”，是历经千年检验的养生真理。药物的针对性强，疗效迅速，但在长期使用的过程中，可能会产生毒副作用，甚至危及生命。因此，药物只能在必要时用来治疗疾病，而不能作为长期的养生手段。相比之下，饮食和精神的调养更能使人健康长寿。

饮食养生是我国古代养生学的重要内容。合理的饮食结构可以增强人体的免疫力，预防疾病；而偏食、过度饮食等不合理的饮食习惯，则可能导致营养失衡，引发人体各种疾病。

精神养生，即“神补”，同样被中医高度重视。中医认为，神是人体生命活动的主宰，神旺则身健，神衰则体弱。

《医钞类编》曰:“养心则凝神，神凝则气聚，气聚则形全。若日逐攘扰烦，神不守舍，则易于衰老。”也就是说，养心在养神，而养神要使性情光明磊落，从容温和，排除杂念，驱除烦扰，专心致志，精神静谧，做到安静调和、神清气和、乐观愉快。可知，养神、调节情志对健康至关重要。人们在生活中应保持精气旺盛，这样才能身心健康。

精神养生有许多方法，如培养兴趣爱好、锻炼身体、注重社交、调整心态等。

首先，培养良好的兴趣爱好。老年人赋闲在家，可以找一些有意义的事情来做，使生活充实。

其次，养成良好的锻炼习惯。老年人应进行适度、力所能及的体育锻炼，如打太极拳、舞剑、慢跑、散步等，能使人体进入一种忘我的境界。

再者，注重社交，讲究仪容。老年人在退休后，接触人的机会减少，因此，应该更有意识地参加一些社交活动，多与人交流思想，获取信息。

此外，适应社会，调整心态。老年人要不断学习，努力适应不断变化的社会环境。在家庭中，不要搞家长作风，要平等待人，大事清楚，小事糊涂。

最后，既要接受愉快情绪，也要学会承受不愉快情绪。生活中有喜有悲，正确的心态是既要享受快乐，也要学会面对挫折。在不愉快的事情到来时，才可做到不被负面情绪所影响。

小贴士

以静养神

在心宁静的环境和状态下，人体及精神的紧张得以缓解，大脑耗能降低，氧气需求减少。实验表明，人在安静后，脑电波呈现稳定和谐的状态。呼吸次数减少，心跳放缓，血压保持稳定，免疫功能得以增强。情绪由消极转向积极，对多种心身疾病具有较好的预防效果。在深度安静之后，大脑分泌出一种名为“脑啡肽”的快乐物质，可令人身心愉悦。

心静自然凉

“心静自然凉”，这是一句在夏天经常被提及的俗语，它传达了一种应对炎炎夏日的智慧。那么，这句话究竟有没有科学依据呢？

夏天炎热，人们容易出现烦躁、疲惫、焦躁等情绪。中医理论认为，夏季属火，与心相应。汗为心之液，因此在夏季我们更需要重视心神的调养。在夏季，我们提倡生活起居以清净为准则，避免在高温时进行户外活动。

“心静自然凉”中的“静”意味着清静安宁，引申为心无杂念、安闲清净，达到“恬淡虚无，真气从之”的境界。这时，人体应该做到内心无忧、外在无扰，使五脏气血运行正常，达到阴阳平衡，疾病自然无从产生。

《素问·四气调神大论》告诫我们：“夏三月，此谓蕃秀，天地气交，万物华实，夜卧早起，无厌于日，使志无怒，使华英成秀，使气得泻，若所爱在外，此夏气之应，养长之道也。逆之则伤心，秋为痎疟，奉收者少，冬至重病。”这段话意味着，夏天的三个月是万物繁荣、秀丽的季节，人们应该晚睡早起，保持心情愉快，让阳气得到宣泄，使精神之英华适应夏天，以成其秀美。这是适应夏天气候、保护长养之气的方法。如果违背了夏长之气，心受了伤，到了秋天人就会生病；若在秋天人体收敛的能力差了，冬天则会再次发生疾病。

白居易的诗句“人人避暑走如狂，独有禅师不出房；可是禅房无热到，但能心静即身凉”精辟地分析了“不是禅房无热，而是禅师心静身即凉”的道理。“心静自然凉”这句蕴含着古人无穷智慧和代表古人精神境界的至理名言一直流传至今，是有科学道理的。

人体通常有三种散热途径，分别为体表热辐射、热蒸发和对流散热。其中，体表热辐射的散热效果不受外界温度和环境因素的影响。流汗是热蒸发的一种散热方式，平时常见的通过风扇和空调设备进行散热的方式，实际上是通过高低温物体之间的对流实现的。当个体情绪焦躁时，大脑的兴奋会导致血管收缩，进而使皮肤表面的血流量减少，热量难以散发。从心理层面来看，焦躁情绪容易放大人体对外界的感知，使得在气温并不高的情况下，仍感到难以忍受的炎热。“心静则身凉”，这是古今普遍认同的消暑之道。

夏天钓鱼，可以养心养性，解除“心脾燥热”。当你来到茂盛的树荫下、池塘边，微风吹拂，用脑、手、眼配合，静、意、动相助挥竿垂钓时，一定能够体会到老话所说的“湖边一站病邪除，养心养性胜药补”的意境。

在高温的天气与繁忙的生活中，让我们学会静心，以达到身心健康与和谐。

小贴士

如何让心静下来

1. 静坐。每日安排半小时或一小时的时间静坐，摒除杂念。如有需要，可辅以柔和的音乐，有助于人体更快地进入宁静状态。在静坐中，可以反思一天的言行，筹划未来。养成此习惯，将使你在日常生活中更为从容，面对问题时更能保持冷静。

2. 冥想。进行冥想练习时，应选择一处幽静的环境，并尽量在固定时间、固定地点进行，以提高专注力。采取舒适的姿势，使身体在长时间内保持稳定而不感到疲劳，进而达到定静的状态。

3. 深度呼吸。采用胸腹式呼吸法，深呼吸能舒缓全身肌肉，增加氧气摄取量，排出二氧化碳，消除体内废气，改善器官功能。同时，深呼吸有助于缓解疲劳，放松心情，减轻心理压力，使心灵趋于平静。

4. 保证良好的睡眠。良好的睡眠是进行各项活动的基础。睡眠充足，能消除疲劳，恢复体力，改善心情。

5. 从事需专注的活动，如阅读、下棋、瑜伽等。专注于一项事务虽易，但长期坚持下来却不易。若能持之以恒，你会发现此后从事任何活动都能迅速进入专注状态。

6. 培养一项兴趣爱好，如摄影、绘画等。让爱好不仅仅停留在表面，而是成为生活的重要组成部分。每日投入一两个小时乐于其中，不要认为这是浪费时间，也不要在开始时就找借口说“没时间”。有了兴趣爱好后，你会发现生活丰富多彩，心灵得到满足。

精神内守，病安从来

《黄帝内经》中有这么一段：“恬淡虚无，真气从之，精神内守，病安从来？”这实际上隐含了天地赐予的生命信息，揭示了大自然万物生生不息的规律，也是治疗当代人心灵疾病的一剂良方。

“精神内守”，是一个古老的养生理念，其含义在于保持内心的平静与安宁，避免精神过度外泄。人的精气和神气应该保持在体内，避免过早的消耗和泄漏，只有这样，才能保持身体的健康，防止疾病的侵袭。换句话说，“精神内守”就是让我们在日常生活中保持一颗平静之心，不为外界的事物所扰，从而达到预防疾病和治疗疾病的效果。

《黄帝内经》中还提到：“不时御神，务快其心，逆于生乐，起居无节，故半百而衰也。”这里的“半百而衰”指的是过早衰老。而导致这种衰老的原因，就在于“不时御神”。“御”，是指驾驭、控制的意思。“不时御神”就是不善于控制自己的精神。为了追求一时的快乐，违背生活规律，会损害身心健康，加速人体衰老。

人的精神是气血的基础，过度精神消耗会导致气血损耗，从而引发衰老。一个情绪波动大、喜怒无常的人，是无法长寿的。有道德修养的人，应该时刻保持内心的平静，以冷静、客观的态度对待各种事情的发生；在面对生活起伏、重大变故时，应能保持稳定的心理状态，顺应事物的自身规律去解决问题。

《黄帝内经》中还提到“高下不相慕”，这意味着，我们无论社会地位是高是低，都不应该羡慕别人。然而，在现实生活中，要做到这一点并不容易。比如嫉妒会引发一系列的身体变化，如血压升高、免疫功能紊乱、大脑机能失调等。因此，我们要消除嫉妒，树立正确的世界观，加强思想修养。

“少私寡欲”是《黄帝内经》中的另一个重要观念。“少私”，指减少私心杂念；“寡欲”，指降低对名利和物质的嗜欲。只有内心清澈，才能保持精神的内守。一个私心重、欲望无止境的人，是无法拥有安静的心灵境界的。

总之，“精神内守”是一种生活的态度，也是一种养生的方法。它告诉我们，要学会控制情绪，保持内心平静，才能不被外界所扰。也只有这样，才能拥有健康的生活，延缓衰老的过程，达到长寿的目的。

小贴士

如何实现“精神内守”

清静养神：保持内心的宁静，避免情绪过度波动。可通过冥想、练瑜伽、练太极等方式来帮助放松心情、减少压力。

适度表达：合理表达情绪，既不压抑也不过度放纵。适当的情绪宣泄有助于维持心理平衡。

培养良好习惯：养成规律的作息、均衡的饮食、适量的运动等良好习惯，都有助于维持精神状态的稳定。

修身养性：通过读书、学习、艺术创作等活动来丰富精神生活，提升个人修养。

社交互动：与家人、朋友积极地交流，建立良好的社交关系，可以带给你情感上的支持和精神上的愉悦。

自然疗法：多接触自然，进行户外活动。观赏自然界的美景和呼吸新鲜空气都能有效放松心情，调适精神状态。

树大作根，气大伤身

周星驰在电影《大话西游》中有一句台词：“喂喂喂！大家不要生气，生气会犯了嗔戒的！”这就提醒我们，生气的情绪会对身心产生不良影响。在日常生活中，我们经常会遇到令人生气的事，而因生气产生的情绪波动往往会在不经意间伤害到他人，同时也损害了自己的健康。因此，学会控制和调节情绪，避免生气，对我们的身心健康至关重要。

俗语说：“树大作根，气大伤身。”意思是，就像大树依赖根系维持生长一样，人也需要保持和谐、稳定的情绪。一旦情绪波动过大，人体机能就会受到影响而减弱，这就犹如大树失去了根基。古语还说：“七情之发，唯怒骂剧。”发脾气是人类情感的正常宣泄，但过度愤怒会导致人体五行失调、阴阳失衡，影响健康。中医认为，长期发火的人会伤及肝脏和脾胃，招病以致折寿。

当然，作为有情感的生物，我们不可能完全避免生气。在遇到不仁不义、昧良心、逆天道等恶劣行为时，表达愤怒是理所应当的。只是古贤教导我们：“气血之怒不可有，理义之怒不可无。”在面对不公正待遇时，要有理、有节地表达愤怒，以免伤害他人和自己。然而，即使是“理气之怒”，也不可怒不可遏，得理不让人，而应放下心中的偏执和妄念，以平和、包容的心态去面对生活中的点滴得失。

医学研究表明，经常生气会对身体造成诸多伤害。例如，生气时血液大量涌向头部，导致血液中含氧量减少，毒素增多，进而刺激毛囊，产生色斑。此外，生气还会引发胃溃疡、肝脏损伤、甲亢等疾病。更为严重的是，生气还会削弱免疫系统，使身体抵抗力下降。因此，我们不能忽视生气对健康的潜在威胁。

从中医角度来看，生气是百病之源，气大伤身。《黄帝内经》中说，“百病生于气也，怒则气上，喜则气缓，悲则气消，恐则气下，寒则气收，炅则气泄，惊则气乱，劳则气耗，思则气结”。

生气，对人体至少有以下六大危害。

伤脑：生气时，气血上涌，导致脑血管压力增加。

伤神：生气时，内心难以平静，心神不安。

伤心：生气时，心脏供血不足，容易导致心肌缺氧。

伤肺：生气时，呼吸急促，肺泡持续扩张，可能危害肺部健康。

伤脾胃：一种是生闷气，会导致气在胸腹中形成中医所说的“横逆”气滞，妇女患小叶增生和乳癌很可能源于此；另一种是无处发泄的憋屈气，受憋屈气的人常处于生气或着急状态，容易形成横逆气滞，可能导致十二指肠溃疡或胃溃疡，严重者甚至胃出血。

伤肝脏：生气时，气血上冲头顶，可能导致头顶发热，长期累积可引发秃顶；极端生气可能导致肝内出血，严重者甚至吐血，吐出的是肝内血液，轻者则血液滞留肝内，逐渐形成血瘤。

这些症状听起来颇为可怕，但确实是存在的。

与此同时，经常生气也对身体产生不良影响。生气使人食欲减退、失眠、加速衰老。为了身心健康，我们应学会调节情绪，避免长期处于生气的状态中。

此外，饮食调节也是一个有效的方法，多吃香蕉、燕麦、瓜子等食物有助于缓解愤怒和忧愁。女性在经期情绪波动较大，易生气，故应注意劳逸结合、保持饮食清淡。

总之，生气对身心健康有很大影响，学会控制和调节情绪至关重要。只有保持心情平和、身心健康，才能迎接生活中的种种挑战。

小贴士

三种消气食物

1. 白萝卜。白萝卜有顺气健胃、清热化痰降脂、消食利膈的功效，生吃或煮水、煮汤均可。

2. 陈皮。陈皮有顺气化痰功效，人生气时泡水服用可有消气、顺气之效。

3. 山楂。山楂有顺气止痛、化食消积、降脂通气血之效，对气滞血瘀之胸腹胀满疼痛有一定的疗效。

天燥有雨，人躁有祸

现代科学的发展，使我们得以战胜许多过去令人恐惧的传染病，如天花、麻疹、鼠疫等，这些曾经肆虐一时的疾病现在已得到了有效控制。然而，随着生活方式的改变和环境的变迁，我们的健康面临新的挑战。在这个快节奏、高压力的社会中，学会放松和调整情绪变得尤为重要。改变急躁的性格，让生活和工作保持张弛有度，是防治现代病的关键之一。即使面临紧迫的工作任务，也要学会保持冷静，有条不紊地完成。同时，在忙碌中抽出一点时间享受片刻的宁静，有助于缓解紧张的情绪，提高工作效率。这是因为过度的紧张和急躁不仅不利于身体健康，也会对工作产生负面影响。正如古人所言："欲速则不达，忙中易出错。"保持平和的心态，往往能给人带来更高的工作效率。

《黄帝内经》强调："静则神藏，躁则消亡。"此话意味着人体保持心情平静、心平气和能够使精神得到涵养，精力充沛。相反，如果经常烦躁不安、焦虑紧张，精气就会逐渐消耗，甚至最终耗竭消亡。为此，《黄帝内经》从医学角度提出了"静神防病"的思想——"恬淡虚无，真气从之；精神内守，病安从来"。

在我国传统的养生之道中，“清静”被视为重要的养生法则。《周书·苏绰列传》中提到“清心者，非不贪货财之谓也。乃欲使心气清和，意志端静。心和志静，则邪僻之虑无因而作”。近年来，气功广受欢迎，其特点在于使人达到松弛、宁静的状态，使机体在静中得以深度休息，从而疏通经络，气血畅通，达到健身的目的。实际上，我们在日常生活中学会轻松、平静地工作，就是在实践一种类似气功的养生方法，这对防治现代之病大有裨益。

清净，是指保持精神情志的淡泊和宁静状态。当人体保持清净而没有杂念时，真气便能内存，从而达到心神安宁的目的。抑制目视和耳听的欲望，是保持清静的重要方法。眼、耳作为人体五官之一二，是接受外界刺激的主要器官，其功能受到人的精神主宰和调节。如果目视过度、耳听纷杂，神气就会烦劳不安，导致心神不宁。老子曾说“五色令人目盲，五音令人耳聋”，这表明过度刺激和杂乱的信息会消耗人的神气。因此，为了保持清静，我们需要控制目视和耳听的欲望，避免过度消耗神气。

除了抑制目视和耳听的欲望，还需要凝神敛思，这意味着须保持思想的集中和收敛，避免思绪的散乱和飘忽。《医钞类编》中提到“养心则神凝，神凝则气聚，气聚则形全”，说明保持精神的集中和宁静对身体的健康至关重要。当然，这并不是要求我们完全做到无欲无求，无理想、无抱负，而是要在满足人体基本需求的前提下，保持思想的清静和专注；相反，如果整日心绪不宁、神不守舍，就会容易衰老。因此，我们要学会凝神敛思，保持思想的清静和专注。

为了实践这些养生方法，可以多练静功。静功是气功的一种形式，包括练意和练气两方面。通过练意，我们可以调理精神状态，促进神气入静；通过练气，我们可以调理气息，达到身心和谐的目的。古代的静坐、吐纳、调息等方法都是练习静功的具体方法。在练习静功时，要注意将调心、调息、调身相结合，使身体放松、呼吸自然、心态平和，这样才能够逐渐达到清静神气的效果。

现代社会中，我们面临着越来越多现代病的挑战。为了保持身心健康，我们需学会放松和调整情绪，保持清静的心态。通过抑制目视和耳听的欲望、凝神敛思及多练静功等，逐渐达到清静神气的目的，这不仅有助于防治现代病，还能提高我们的生活质量和工作效率。

小贴士

菊花糯米酒

食材：甘菊花 10 克（剪碎）、糯米酒适量。

做法：将两种材料放入锅内拌匀，加入适量水，煮沸后食用。每日 2 次。

功效：糯米酒温中益气，菊花有清热散风的疗效。本方适用于高血压、肝阳上亢，眩晕、面红目赤、急躁易怒、口苦咽干等症。

过忧伤身，过喜伤心

一直以来，中医都倡导“养生先养心”和“上医治未病”的健康理念。中医理论认为，心脏是人体思维活动和情感变化的主宰，被称为“五脏六腑之大主”。心脏对内外界刺激的调节作用直接影响着其他脏腑的功能活动。人的情感变化主要包括喜、怒、忧、思、悲、恐、惊七种。正常情况下，人体能够通过自身的心理承受和调节能力应对不良情绪，避免致病。

然而，当人们遭受过度的精神刺激，超出生理承受能力时，就会导致气血运行不畅、脏腑功能失调，从而引发各种疾病。长期处于忧愁状态会消耗体力，导致肌肉麻木、四肢无力、免疫力下降、大脑功能紊乱、内脏功能失调，甚至引发头晕、头痛、心悸、失眠、神经衰弱、憔悴、无力等症状。因此，保持心情舒畅至关重要。

在生活中，我们总会遇到一些令人难过的事情，要想保持心情舒畅，就必须学会摆脱忧愁。我们在遭受不良情绪困扰时，可以听音乐、看电影、电视剧，可以阅读一些吸引自己的书籍，或者跟他人倾诉自己的委屈和难处，这些都能缓解心中的压力。

另一方面，过度的喜悦同样对健康有害。突如其来的惊喜或大喜会导致体内紊乱，对高血压患者和心脏病患者更是严重威胁。《黄帝内经》中说的“喜则气缓”主要涵盖舒缓紧张情绪及心气宣畅两方面。正常情况下，喜能够缓解紧张，促使营卫顺畅，心情愉悦。然而，若喜乐过度，则可能导致心气散乱，精神不集中。正如《黄帝内经》中所言：“心气虚则悲，实则笑不休。”须注意的是，临床常见痰热扰心的喜笑无常和心阴亏损的喜忧多哭等病症，其病因和治疗方法与本证均有差异，因此有以恐治喜的疗法，但痰热扰心、心阴亏损则不宜采用恐疗法。

《儒林外史》中的范进因过于喜悦而精神失控；《说岳全传》中的牛皋在捕捉金兀术后，同样因过于喜悦而丧命；《薛丁山征西》中，程咬金在九十大寿的庆典上，满朝官员、满堂子孙一同前来祝寿，甚至皇帝也亲自前来祝贺，这时他想到了瓦岗寨的三十六位英雄均已离世，唯有他尚且在世，并享有如此殊荣，过于喜悦大笑三声后离世。这些情节虽然均出自小说，但符合科学原理。

因此，在日常生活中，我们要避免过分喜悦，既要防止“气死人”，也要防止“乐死人”。

《黄帝内经》讲“喜怒不节，寒暑过度，生乃不固”，意思是喜怒无常，或者过寒过热，都会伤害生命，因此，保持不喜不怒的心态是一种境界。在面对大喜之时，我们要学会控制自己的情绪，不要过分激动，可以试着从相反的角度思考问题，如“可能搞错了吧”“没什么了不起”，以缓冲惊喜带来的情绪波动。只有做到这样，我们才能在生活的大喜大悲中保持身心健康，达到养生的目的。

总之，养生首先要养心，学会调整自己的情绪，才能应对生活中的喜怒哀乐。也只有这样，我们才能拥有一个健康的身心状态，享受美好生活。中国传统医学的这些智慧结晶，对我们现代人来说依然具有很高的指导意义。

小贴士

缓解情绪的深呼吸法

通过慢而深的呼吸方式来消除紧张，降低兴奋水平，使人的波动情绪逐渐平稳下来。

步骤：

1. 站直或坐直，微闭双眼，排除杂念，尽力用鼻子吸气；
2. 轻轻屏住呼吸，慢数“一——二——三——”；
3. 缓慢地用口呼气，同时数“一——二——三——”，把气吐尽为止；
4. 再重复三次以上。

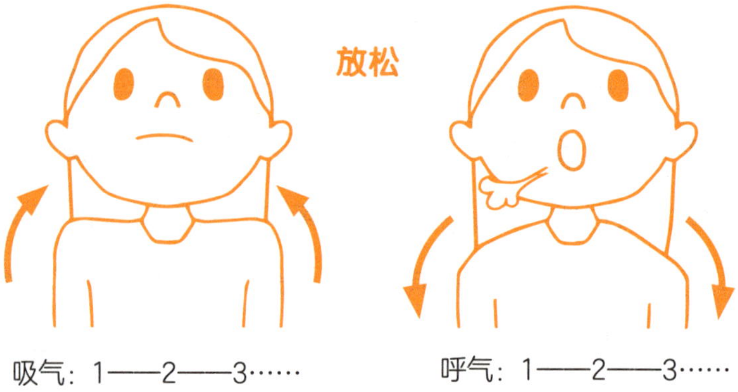

图 7 慢而深的呼吸方式

哭一哭，解千愁

哭作为一种常见的情绪反应，对人的心理起着一种有效的保护作用。哭可以帮助我们释放心中的压抑与委屈，从而减轻精神上的负担，对健康有积极的作用。从中医的角度来看，哭甚至可以作为一种治疗手段，尤其对少阳证的治疗更是有效。

少阳证是中医病证名，用哭来治疗少阳证是符合中医的情志调理的。《黄帝内经》中提出“怒伤肝，悲胜怒”，说的是生气会引发肝气郁结之类的病症，而哭可以治疗生气引发的疾病。该书还讲述了人体蕴含的“五行”——心、肝、肾、肺、脾，对应了火、木、水、金、土，自然也存在相生相克的关系——肺主金，在情志上主悲；肝主木，在情志上主怒。《黄帝内经》中有“悲伤肺”“怒伤肝”“悲则气散”“怒则气上”之说，肺主金又克于肝木，所以悲伤可以使肝气疏散开来，治疗因生气所导致的胸胁胀痛等症。

美国圣保罗雷姆塞医学中心精神病实验室的专家对眼泪进行过相关的研究，他们发现，眼泪可以缓解人的压抑感。研究人员在泪水中检测到了两种重要的化学物质——亮氨酸与脑啡肽复合物及催乳素，这两种化学物质仅存在于受情绪影响而流出的眼泪中，在受洋葱等刺激流出的眼泪中则检测不到这两种化学物质。

研究人员认为，人体排出眼泪可以把体内积蓄的导致忧郁的化学物质清除掉，从而减轻心理压力，保持舒坦、轻松。这个实验室的研究人员曾对两百多名男女进行过为期一个月的“哭泣试验”，结果有 85% 的女性和 73% 的男性反馈说他们在大哭一场以后心里舒坦了许多，压抑感测定平均减轻了 40%。

一般来说，人们哭的时候不良情绪可以得到很好的宣泄，表面上看是哭，其实这种哭调动了体内的五脏六腑，使机体的气机得到了调适。

哭泣，不仅仅是一种情绪表达，更是一种调节身心健康的方式。哭泣具有以下八个好处。

1. 安抚。哭泣可以调节情绪，使人平静下来，减少烦恼。一项研究发现，哭泣可能对人们有自我舒缓的作用。该研究解释了哭泣是如何激活副交感神经系统，从而帮助人们放松的。

2. 获得他人支持。哭泣可以让自己周围的人产生同情心，从而获得支持。这种支持有助于缓解心理压力，提升人际关系。

3. 缓解疼痛。哭泣可以促使人体释放催产素和内啡肽，这些化学物质使人感觉良好，可缓解身体上的疼痛，并减少情绪上的悲痛。

4. 增强情绪。哭泣可以提升人们的精神状态，使人们感觉更好。

5. 释放毒素和缓解压力。哭泣可以降低压力荷尔蒙分泌值和其他化学物质在体内的释放水平，从而减轻人体压力。

6. 有助于睡眠。哭泣对情绪的调节作用和缓解疼痛的功效可能有助于人入睡。

7. 抵抗细菌。泪水中所含的溶菌酶具有抗菌作用，有助于保持眼睛清洁。

8. 改善视力。基础泪液的润滑作用有助于保持眼睛湿润，防止眼黏膜干燥，使人看东西更清楚。

总而言之，哭泣是一种自然且有益于身心健康的情绪表达方式。在日常生活中，我们应该学会合理运用哭泣来调节情绪，释放压力，保持身心健康。

小贴士

如何控制哭泣

频繁地无缘无故地哭泣可能是心理健康状况出现问题的征兆，如患有严重的抑郁症患者。通常，只有在哭泣对个体的生理功能产生明显影响时，才会采取相关治疗措施。针对无法控制的哭泣，可以采取以下措施进行应对。

1. 就问题与他人进行沟通，以便他人能对问题有所了解，避免他人感到意外或困惑。

2. 寻找面临同样问题的人，互相交流意见，问题以获得支持。

3. 转移注意力，尝试关注一些让你哭泣相反的事物，如聆听他人讲述有趣的笑话。

4. 练习一些深呼吸和放松技巧，有助于平复情绪。

5. 改变姿势，起身走动，以缓解哭泣产生的冲动。

6. 写哭泣日记，以便追踪哭泣的触发因素、持续时间、相关情绪及不良影响。

7. 识别生活压力，并寻求解决办法，以减轻压力。

常想一二，不思八九

在中医养生的哲学中，心态的平和被视为健康的关键，这与谚语“常想一二，不思八九”不谋而合——提倡的是一种积极向上、减少忧虑的生活态度。南宋词人辛弃疾写道“叹人生，不如意事，十常八九”，在漫漫的人生道路上常遇艰难与坎坷，碰到许多的失意事、痛苦事、烦心事、苦恼事，如果把它们全堆在脑子里、闷在肚皮中，人就会感到悲观失望、消极苦恼，以至于举步维艰，甚至伤身损寿。

“常想一二，不思八九”，这句话鼓励我们专注于生活中的积极方面（即“一二”），而不过分纠结于消极或不如意的方面（即“八九”）。这种心态有助于减少负面情绪的影响，促进身心的和谐。长期的情绪失衡会导致人体气血失调，进而引发各种疾病。因此，心态的平衡对维护健康至关重要。

知足常乐是中医养生的重要原则。我们可以通过发现生活中的“小确幸”和感恩已有的一切，来培养一种乐观的心态。心静自然凉，通过冥想、打太极、练气功等方法来帮助放松心情，减少焦虑和压力，达到心静的状态。心态，与人的健康有着重要的联系。心态好的人，往往身体健康，容易长寿；反之，心态不好，人体则易生疾病，寿命短的人居多！所以，心态很重要。

情志调养是中医养生的重要方面。中医认为肝主怒、心主喜、脾主思、肺主悲、肾主恐。适当调节情绪，避免情绪的极端波动，可以保持脏腑功能的稳定。适度表达情绪，既不压抑也不过度宣泄，可以帮助情绪得到健康释放。另外，有规律的作息和适度的体力活动可以保持身体的活力，同时有助于保持心态的稳定。

修身养性也是促进心态平和的重要途径。我们可以通过读书、学习、艺术创作等活动丰富精神生活，提升个人修养，从而促进心态的平和。“书坛巨擘”于右任在家中挂着一副自己写的对联——“不思八九，常想一二”，横批为“如意”。有人问于右任长寿之道，他常指着这副对联笑而不语。

这副对联说明了一个浅显的道理：人生不如意事十之八九，而如意事不过才一二。如果光想不如意之事，就会越想越觉得不如意；而一旦改变思路，常想如意之事，便可使感到舒心。人生短暂，是去追求快乐幸福还是自寻烦恼和痛苦，全在于自己的选择。要想追求幸福快乐，就要经常想想那“十之一二”；如果想自寻烦恼，尽可去想那“十之八九”。

我们到人间，是来追求幸福快乐的，所以要尽量忘却不好的事情，让那些美好的事物始终印在自己的脑海中，这才是正确的人生态度，也是科学的健康之道。良好的心态，是成就事业的关键环节，是维系家庭关系的黏合剂，是教育孩子的奇药良方，是增进友情的诀窍，更是身体健康的重要保证。

所以，让我们始终保持一个乐观的心态，并致力于拥有好心情。多想美好的事物，虽只一二，但也足矣！要有发现美的眼光和胸襟，注重铭记美的记忆！让我们怀着一颗感恩的心，珍惜生活中的每一份美好，用积极的心态去面对人生的曲折，不断修炼自己，追求心灵的平和与宁静。如此，我们才能在人生的道路上走得更远、更稳健。

小贴士

按摩穴位帮你调节情绪

1. 百会穴。位于头顶正中央，通过双侧耳尖连线向上延伸与脑部正中线的交点，即可定位到百会穴。

方法：选用羊角梳或木梳（梳齿不必过于锋利）进行梳头。同时，可用手指进行穴位按摩，以达到舒缓疲劳、促进头部血液循环的效果。

2. 四神聪穴。位于百会穴的前后左右各旁开 1 寸的位置，共四个穴位。

方法：选用圆润且不尖锐的羊角梳或木梳进行梳头，同时刺激穴位，从而在一定程度上能缓解脱发问题、改善头痛症状、缓解眼部不适，并促进睡眠质量的提升。

3. 印堂穴。位于人体额部，在两眉头连线的中点。

方法：可以用手指点揉，也可以用小刮痧板按摩。

4. 神门穴。位于手腕腕横纹尺侧，略微屈腕便可触及一凸起的筋（尺侧腕屈肌），该筋内侧与腕横纹的交点，即为神门穴。

方法：在心气不足、体力匮乏、情绪低落、委屈不安或易于流泪时，定期刺激该穴位具有显著的益处。除了指尖按压，还可使用圆珠笔或签字笔进行刺激。

5. 内关穴。属心包经，位于手腕中部，腕横纹向上三横指处（大致为腕横纹上 2 寸的位置）。在屈掌时，可触及两侧鼓起的筋，分别为掌长肌腱和桡侧腕屈肌，两者之间即为内关穴。正确按压时，能感受到酸胀感。若酸胀感传导至掌心，则表明穴位找寻无误。

方法：针对出现悲哭、焦虑、心慌、紧张等症状，可通过按揉内关穴来舒缓。持续一段时间操作后，患者会感受到一定的舒适度。除此之外，如有日常胃痛、胃胀气、胸闷气短等状况，同样可以通过按摩内关穴来缓解。

6. 太冲穴。该穴位为肝经的原穴，其精确位置在足大趾与足二趾之间的趾缝向后延伸约 1.5 厘米处。

方法：如有急躁易怒、生气、脸红、头晕头胀等症状，可以按揉太冲穴，会有一定的帮助。当施加适当压力时，患者可能会感到酸胀。

7. 膻中穴。膻中穴位于两乳头之间的胸骨中线上、平第四肋间隙。取穴时，仰卧体位最为适宜。对于男性而言，可以在胸骨中线与两乳头连线的交点处取穴；对于女性而言，则可在胸骨中线平第四肋间隙处取穴。膻中穴是八会穴中的气会，按摩此穴，主要治疗气结、气滞等与气有关的病症，具有宽胸、理气、通络、宁心的作用。

方法： 经常拍打膻中穴可以起到补气的作用。先将双手搓热，然后轻轻拍打此穴，直至有温热感为止。

8. 合谷穴。合谷穴位于手背，拇指与食指之间的高骨处，即第一、第二掌骨之间，靠近第二掌骨桡侧的中点。取穴时，可将一手的拇指放在另一手的虎口处，拇指尖所指的位置即为合谷穴。该穴是手阳明大肠经的要穴，按摩此穴，主要治疗头痛、牙痛、面瘫、发热等症，具有疏风解表、止痛、通经活络的作用。

方法：用对侧手的拇指或食指按压合谷穴，力度适中，以感到酸胀为宜。

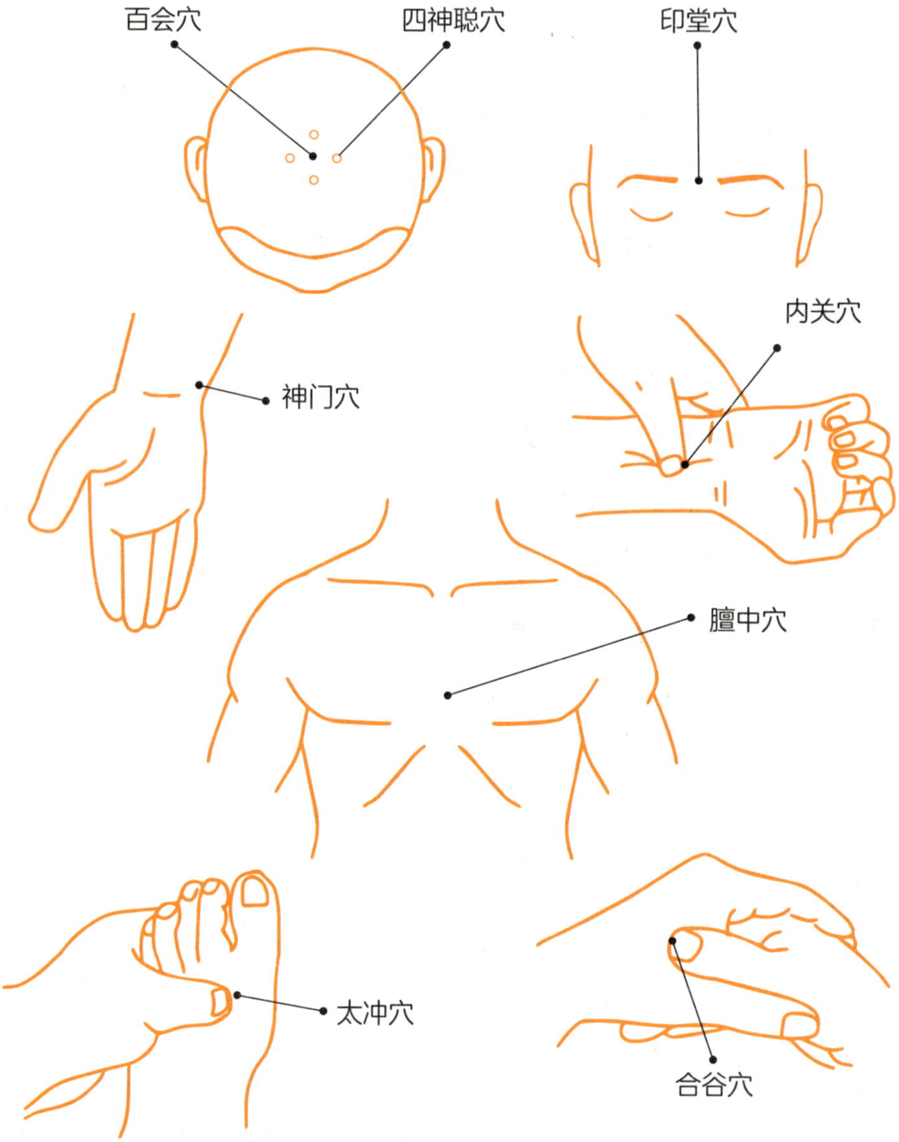

图 8 调节情绪的若干穴位